一〇〇歳まで健康に生きるための水素

多くの病気を予防し治療に導く異次元の水素があった！

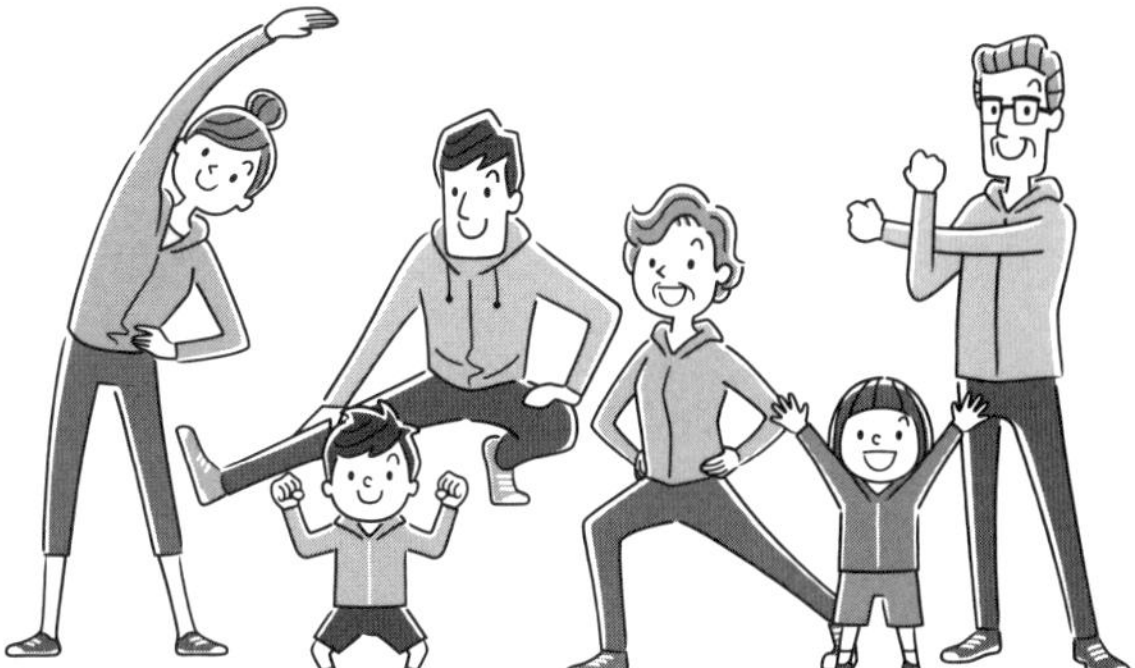

［監修］九州保健福祉大学 教授
池脇 信直
琉球大学病院 准教授
前原 博樹
［著］医療ライター
谷垣 吉彦

ごま書房新社

序章

闘わないという選択
がんと共存するマウスが教えてくれること

がんは怖い病気——あなたはそう思っていませんか？

実際、最近では治るケースがずいぶん増えているとはいえ、日本ではずっと、死因のトップです。手術や放射線、抗がん剤などが効いてがんを退治できればいいけど、そうでなければ命に関わる、というのが一般的な考え方でしょう。

でも、そんな恐ろしいがんと共存できるとしたら？

4章の図表19は脚にがん細胞を移植された実験用のマウスです。

実験を行った琉球大学の前原博樹准教授によると、がん細胞を移植されたマウスはやがて、がんが肺など他の部分にも広がり、最期は弱って死んでしまうそうです。

ところが、そんなマウスにあることをしたところ、驚くべきことが起きました。移植されたがんがほとんど転移せず、マウスは元気を保ったまま生き続けたのです。

図表19では伝わりにくいのですが、私は実験の様子を動画で見ました。

がん細胞を移植されたマウスは明らかに元気がなく、のたのたとしか動けません。

ところが、同じくがん細胞を移植されたマウスでも、あることをしたものは元気はつらつとしていたのです。

活発に動き回り、ホイールで遊んだりもします。ホイールを回す速度はがん細胞を移植されていない普通のマウスとほとんど変わりません。

そのマウスはがんという恐ろしい病気と闘うことなく、共存していたのです。


マウスにできるのなら、同じほ乳類である人間もがんと共存できるのでは？

そう考えたくなります。

がんの治療はたいへんです。一般に手術、放射線、抗がん剤が治療の三本柱ですが、いずれも大きな負担や苦痛をともないます。

たとえば、手術には「成功するのだろうか？」という大きな不安があるのに加え、傷の痛みや感染症の心配があります。身体をメスで切るダメージは大きいので、体力や免疫力も大幅に低下します。

放射線治療は細胞を放射線で処置する治療法なので、やはりさまざまな副作用が発生しがちです。口内炎や吐き気、下痢、髪の毛が抜けてしまう、などの副作用を起こすことがあります。

抗がん剤の副作用はさらに厳しく、私が取材した医師の中にも「もし自分ががんになったら使わない」という人が何人もいました。

猛烈な吐き気で食事がまともにとれない。

身体がだるく、動く気力も体力もない。

節々がひどく痛む。

髪の毛が抜けてしまう。

そんな苦痛に加え、免疫力が低下するので、かえってがんに抵抗する力が損なわれてしまうことも珍しくありません。

「なにも治療をしないのに比べると、少し長く生きられるが、治療のために入院したり、苦痛を我慢したりすることになるので、抗がん剤を使う意味などない」

と言い切る医師もいます。


だからといって、なにもしないのが一番いい、とは言えません。「がんと闘うな」と勧める医師もいますが、放置されたがん細胞がどんどん増えたり、あちこちに転移したりすることもあります。

そんな風に進行すると、患者は多くの場合、がんのせいで苦痛を感じるようになります。図表19のマウスはまさにそんな典型です。

後で、身体の中を調べた結果、がんが肺に転移していたことがわかっています。

だったら、どうすればいいのでしょう？

がん細胞を移植されたのに、元気にホイールを回して遊ぶマウスこそ、その問いに対する答えの一つだと私は感じています。

残念ながらマウスに話を聞くことはできませんが、普段通りの生活を楽しめているのですから、大きな苦痛があったとは思えません。

実際、元気なマウスを検査してみたところ、がん細胞の転移は図表19のマウスに比べて、非常に少ないことがわかりました。

移植されたがん細胞と闘わなかったのに、がんに苦しめられることなく、生きられたのです。

がんと共存しながら、普段通りに暮らせるなら、あえて治療する必要はずいぶん少なくなります。

もちろん、治せるなら治療した方がいい場合もありますが、たいへんなリスクを覚悟し、苦痛に耐えながら治療するのは避ける、という判断もありです。

本書の中で詳しく解説していますが、がんは人が本来持っている健康になろうとする力――免疫力や自然治癒力などが低下することで発症し進行する病気です。

ですから、予防し、進行を抑え、あるいはうまく共存していくためにはそういった「力」を維持したり高めたりする工夫が有効です。

そうしてそういった「力」をしっかり保てたら、人は健やかに毎日をすごすことができます。

私たちはこれから、人生100年という時代を生きることになります。

長い老後を幸せに生きるためには幸福だと感じられるよう、心身の状態を健康に保つことがなによりも大切です。

なにをすれば健康でいられるのか?

そもそも、健康とはなんなのか?

マウスが教えてくれることを私たちは知っておいた方がよさそうです。

一〇〇歳まで健康に生きるための水素◆目次

第2章 人を健康へと導く気体「suisonia 蒸気」とは？

第3章 血管力、抗炎症、免疫―自然治癒力を高める健康効果が明らかに

第4章 水素でがんは治るか？ 転移を抑え死滅させる

第5章 自力で「歩く」「食べる」運動能力維持は幸福の土台

終章 suisonia 蒸気の吸入は令和時代の健康習慣に

第1章

「長寿」を「長呪」にしないために知っておくべきこと

世界一長寿なのにあまり幸せではない日本の高齢者

日本人は長生きです。

男女とも平均寿命は80歳超。国別の統計を見ると、近年はずっと、世界でもトップクラスの長寿を誇っています。

表1

順位	国名	男女の平均寿命（歳）
1	日本	84.2
2	スイス	83.3
3	スペイン	83.1
4	オーストラリア	82.9
5	フランス	82.9
6	シンガポール	82.9
7	カナダ	82.8
8	イタリア	82.8
9	韓国	82.7
10	ノルウェー	82.5

※2016年

世界の平均と比べて、12歳以上も長いのです。

長生きなのにはそれなりの理由があります。医療の水準が高いこと。清潔好きの国民性。栄養バランスに優れた和食。誰もが安価で医師の診療を受けられる皆保険制度等々、いろいろな条件が整っているからこそ長く生きられるのです。

世界に向けてもっと自慢すべきことだ、と私は思いますが、残念なことに「長生き＝長く幸せに生きられる」とはなっていない気がします。

実際、高齢者と話をしていて、「長生きしたい」という声を聞くことは、とてもまれです。

これはかなり異常なことではないでしょうか？

人類は昔からなるべく長く生きられるよう、いろいろと研究を重ね、医学を進歩させてきました。長寿は文字通り「寿《ことほ》ぐ」べきことだと考えていたので、なんとか実現させたいと願い、莫大な労力とお金をつぎ込んできたのです。

ですから、世界一長寿な日本人は、世界一「寿ぐべき人＝幸せな

日本人の平均寿命は女性 87.32 歳、男性 81.25 歳でともに過去最高 (2018 年)。過去最高の更新は女性が 6 年連続、男性は 7 年連続である。

人」であるべきでしょう。

ところが、現実はそうなっていません。国際連合が毎年行っている幸福度調査でも、日本人の感じている幸福度はずいぶん低いことがわかっています。

調査対象156か国のうち、日本は何位だと思いますか？

正解は54位（2018年時点）。

長寿では世界一、GDPだってアメリカ、中国に次ぐ3位。

とりあえず、民主主義国家ですし、自由な言論も保障されています。

ベスト10に入っていて当然だと思われますが、現実はこの低さです。先進36か国が加盟する経済協力開発機構（OECD）の中で比べても、日本より下にランクされる国は6か国しかありません。

さらに残念なことに、日本には「高齢者の幸福度が低い」という特徴があります。

諸外国では通常、職場や家庭での責任が重くなる40~50代では幸福度が下がりますが、70代になると幸福度は再びアップします。

仕事をリタイヤした後は自由な時間が増えます。旅行などの趣味を楽しめるので、幸福度が上がるのです。

ところが、日本では高齢になるにつれて、幸せだと感じる人が減っていきます。

長生きは災難の一種だと感じている人が少なくないので、「長寿」どころか「長呪」と呼ぶべきかもしれません。

どうして、そんなことになっているのでしょう?

「健康寿命(自立して生活できる年齢)」は、女性74.79歳、男性72.14歳(2016年)で、平均寿命との差が女性12歳、男性9歳と開きがある。

人生100年時代を幸福に生きるカギは健康

「長生きしたいと思わない」という高齢の方に理由を尋ねると、いろいろな答えが返ってきます。

「持病があって、しんどいから」
「経済的な不安があるから」
「家族に迷惑をかけたくないから」
「これから特にいいことがあると思えないから」などなど……。

そんな不安やしんどさを抱える暮らしに、幸せを感じにくいのはよくわかります。

年をとったらそうなるのが当たり前。だから、長生きなんかしたくない――悲しいことに、私の親を含め、多くの高齢者がそんな風に言います。

「年をとること」＝「苦痛と心配だらけの毎日」なら、長生きしたい、と感じるのは難しいでしょう。

でも、本当に、年をとったら「しんどいことや心配なことだらけ」になるのが当たり前なのでしょうか？

私はそうではないと思います。

高齢者の苦労を知らないからだ、と言われてしまうかもしれませんが、不幸の原因は年をとることではなく、心身を健やかに保てなくなって、いろいろな問題が発生してしまうことにあると思うのです。

健康なら、持病で苦しむことはありません。

働いて収入を得られるので、経済的な問題をコントロールできま

日本人の長生きの理由①：独自の食文化である和食は「脂肪摂取量」が非常に少ない。新鮮な食材そのものの味を活かしながらバランスよく栄養を摂取できるのが特徴。

す。

身の回りのことを自分でできるので、家族に面倒をかけずにすみます。

楽しみたいことをいろいろ思いつくことだってできるでしょう。

100歳でも、健康なら暮らしの負担に苦しんだりリスクを心配したりすることなく、幸福を感じながら日々を楽しめるはずです。

健康ってなに？　が本当の健康への第一歩

では、どうすれば健康であり続けるのでしょう？

「健康とはなんなのか」をちゃんと理解することが、健康を維持するためのスタート地点だろう、と私は考えています。

健康とはなんですか？

誰かにそう尋ねられて、多くの人がイメージするのは「病気ではない状態」だと思います。その証拠に、「健康の反対語は？」と尋ねると、たいていの人は「病気」と答えます。

でも、健康を「病気ではない状態」だと考えるのは少し古いものの見方です。

実は健康については世界中で共有されている定義があるので、それを紹介します。

『健康とは、病気ではないとか、弱っていないということではなく、肉体的、精神的、そして社会的に、完全に良好な状態を言います』

これは世界保健機関（WHO）が憲章の前文として述べている健康の定義です。

日本人の長生きの理由②：世界でもトップクラスの医療。世界的な権威ある医学雑誌「The LANCET」でも、医療の質や受けやすさにおいて、世界最高レベルと評価されている。

図表1

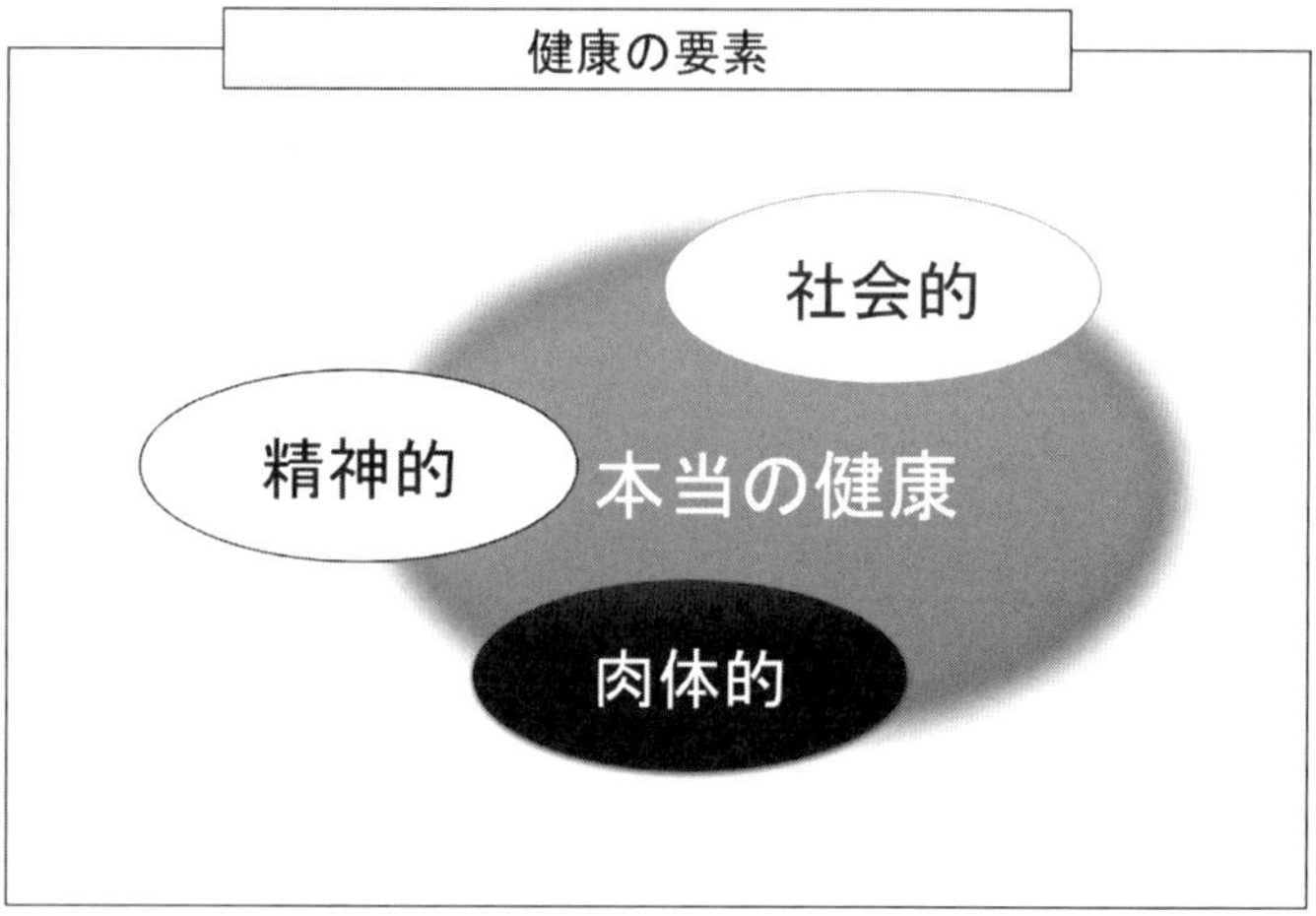

言わば、世界中の情報を集めて「健康ってこういうものだよね」と定めたのが、この一文なのです。

少しややこしい表現なので、わかりやすく解説してみます。

まず1行目で語られているのは「病気じゃなければいい、なんて考え方はもう古い」ということ。

一方、2行目以降には

健康であるために必要な要素が並べてあります。
肉体的に良好……身体の不具合がなく、活力にあふれている状態。
精神的に良好……心が安定し、楽しみや生きがいを感じられる状態。
社会的に良好……家庭や仕事など社会との適切なつながりが保たれている状態。

ひとまとめにすると、「病気じゃない、というだけではなく、あらゆる面で人生が充実しているのが健康」と言えます。

健康には「ゾーン」がある

お酒を飲み過ぎた翌日は頭が痛くなったり、場合によっては胃が痛んだりする事があります。
風邪を引けば鼻水が出るし、熱が出ることもあります。

日本人の長生きの理由③：国民皆保険制度の充実も長寿の大きな要因。ただし、将来も維持されるかどうかについては不安視する声もある。

元気に「おはよう！」と起きられる朝もあれば、仕事の疲れが残っていて朝から身体がだるい……なんて日もあるでしょう。

健康に関わる要素はこんな風に日々変化します。

けれども、二日酔いやちょっとした風邪、疲れがとれない、というくらいで「健康が損なわれた」と心配する人はあまりいません。

健康と呼べる状態にはある程度の幅があり、そのゾーンに収まっているかどうかで、健康か否か判断するのが普通だからです。

肉体的な健康ゾーンは健康に関係するいろいろな要素について、存在します。

たとえば、体温なら36～37℃程度が適温であり、そこから大きくズレると、体調が悪化します。38℃を超えたら、発熱でフラフラしたり、身体が重いと感じたりするし、42℃を超えると命を失います。

水銀式の体温計が42℃までしかないのはそのためです。

図表2

健康ゾーンのイメージ図

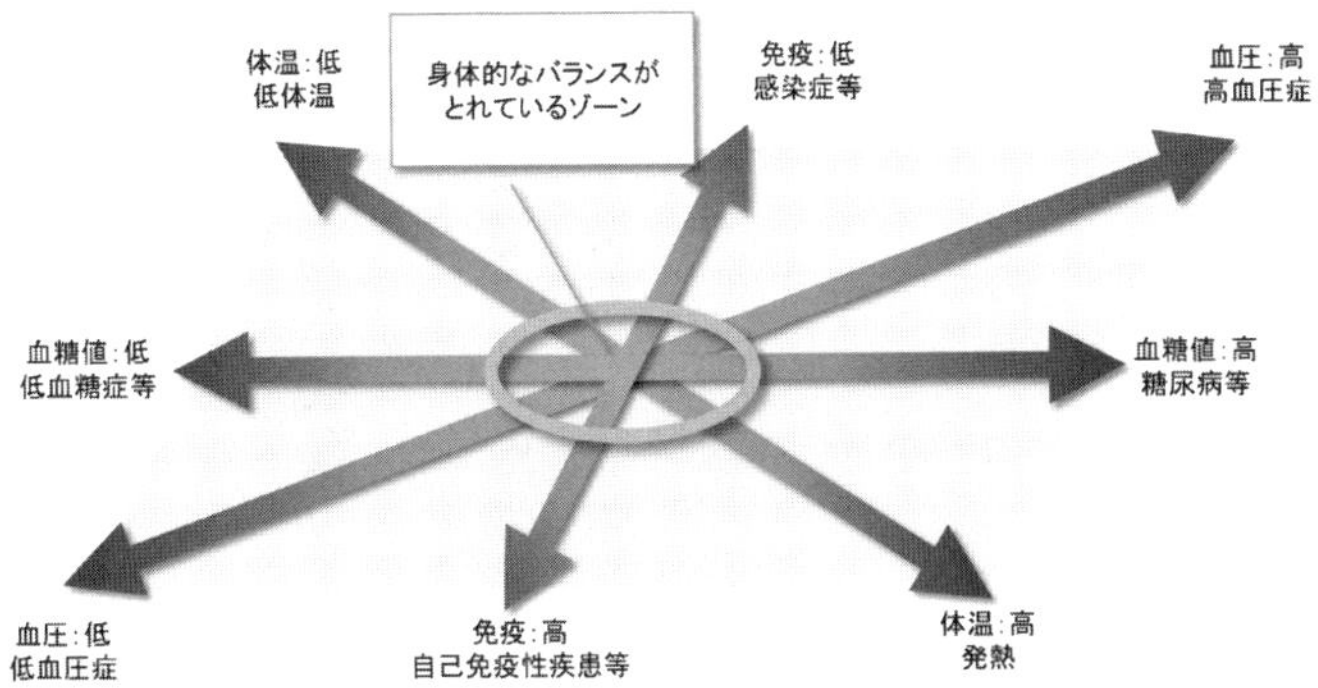

逆に体温が低すぎるのも問題です。35℃を下回るといろいろな不具合が出始め、28℃以下になると、やはり命に関わります。

もちろん、健康ゾーンがあるのは体温だけじゃありません。体重や血圧、血糖値、免疫力の状態など健康に関わるほとんどの要素には、それぞれの人が「問題なく元気！」と感じられる一定の範囲があります。

私たちの身体はそれらの要素を「ちょうどいい状態（健康ゾーン）」からはみ出ないよう、とてもうまくコントロールしているのです。

人には生まれつき健康ゾーンを保つ力が備わっている

人が暮らす環境には、身体の状態に影響する要素がとてもたくさんあります。気温や気圧、細菌やウイルス、カビ、ストレスなど……。そんな中、身体をちょうどいい状態に保つのはたいへんです。

たとえば、人の身体の成分である水とたんぱく質、脂質などを混ぜて人型の「物体」を作ったとします。その物体を1週間ほどリビングに放置してみたらどうなるでしょう？

まず、「物体」の温度は室温に近くなるはずです。リビングのエアコンが20℃に設定されていれば、それに近い温度になります。20℃というのは多くの細菌が活発に増殖できる温度です。リビングに1週間放置された「物体」は腐敗したりカビが生えたりして、ずいぶんひどいことになるはずです。

図表3

健康ゾーンと保つ力のイメージ図

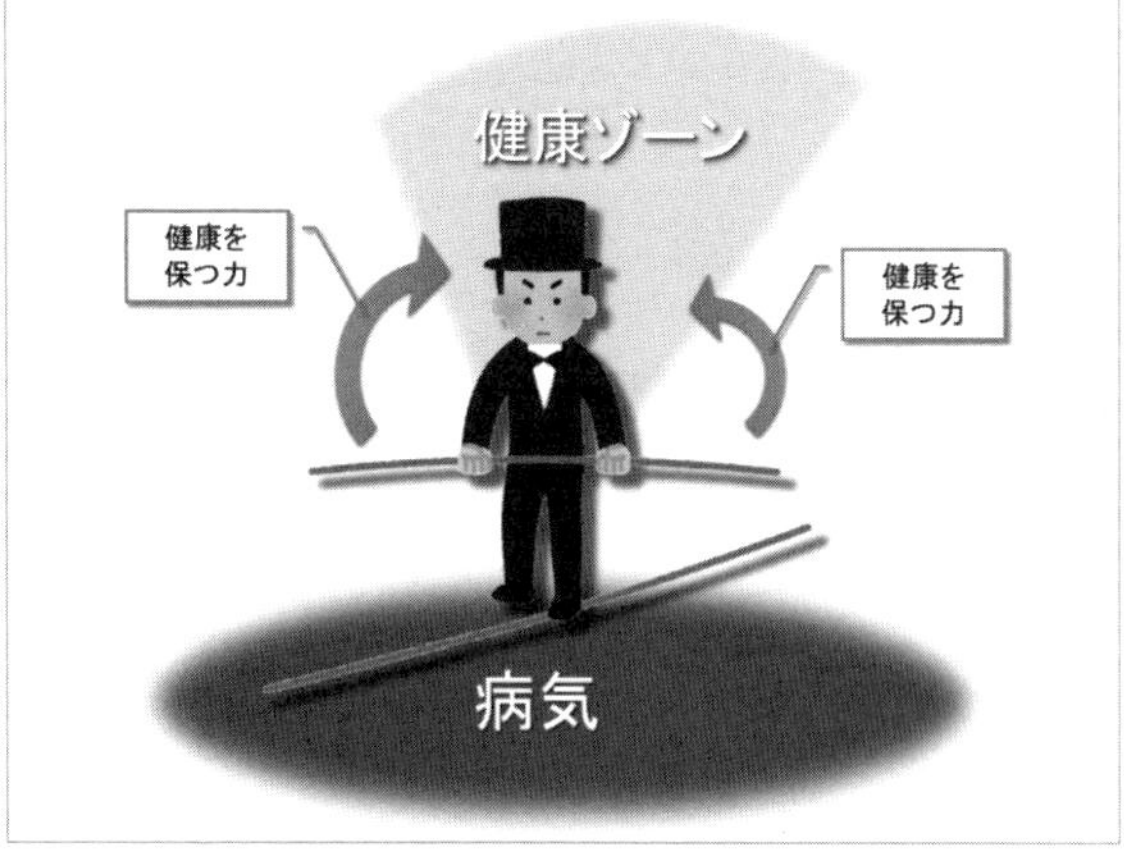

ところがこれが「肉体的に健康な人」なら、事情は違います。

同じリビングで1週間すごしても、温度——体温は36℃前後に保たれます。もちろん、腐敗したりカビが生えたりもしません。

単なる物体と人ではなぜそんな違いがあるのでしょう？

答えは簡単です。

人には自分の身体を健康ゾーンに保つはたらきが備わっているからです。同じ環境に置いても、単なる「物体」とは状態がまったく異なるのです。

たとえば、温度（体温）は筋肉で熱をたくさん作ったり、汗をかいて冷やしたりすることで、一定に保たれます。人には「寒いな」と感じたら熱を作り、「暑いな」と感じたら汗をかく仕組みが身体の中に備わっているのです。

この力は「恒常性」と呼ばれます。

腐ったりカビが生えたりしないのは免疫力が適切にはたらいているおかげです。後の章で詳しく解説しますが、悪さをしようとする細菌やウイルス、カビと闘う力を人は生まれながらに持っています。その力がちゃんとはたらけば、身体が病原体に負けることはないのです。

さらに言うと、もしも、なにかの原因で身体が傷ついても、「もうダメだ」というわけではありません。ダメージを受けても、治す力——治癒力があるからです。

壊れた人形はもとには戻りませんが、転んで膝をすりむいた人は数日たてば元通りになります。治癒力があるので、人は健康ゾーンに身体の状態を戻せるのです。

3つの力が弱ると「健康ゾーン」に戻れなくなる

健康を保つこんなに素晴らしいはたらきがあるのに、人はどうして病気になるのでしょう？

一言で答えるのが難しい問いですが、大まかに言うと、人を病気にしようとする力と、それを防ごうとする力のバランスが崩れ、防ぐ力の方が弱くなってしまうからだと考えられます。

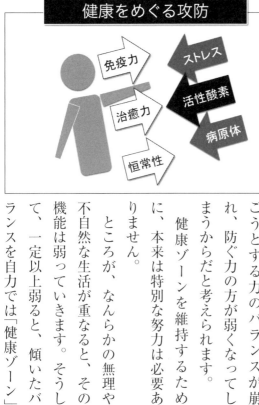

図表4

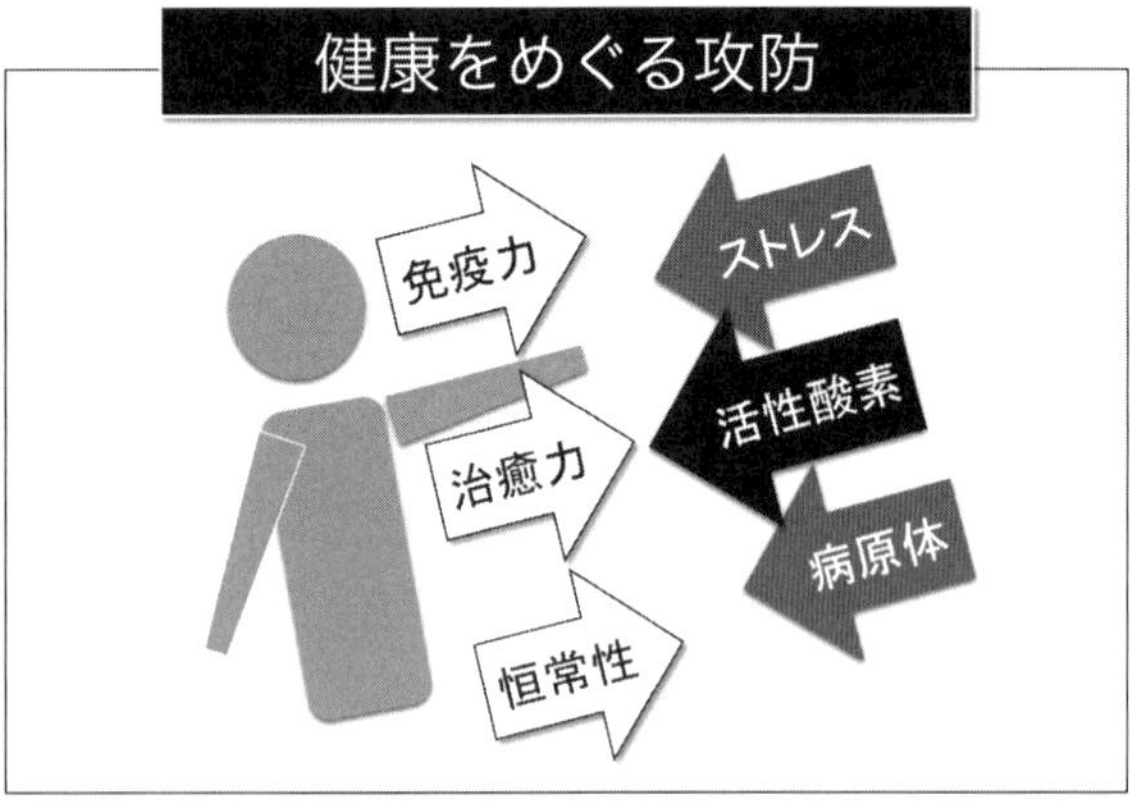

健康ゾーンを維持するために、本来は特別な努力は必要ありません。

ところが、なんらかの無理や不自然な生活が重なると、その機能は弱っていきます。そうして、一定以上弱ると、傾いたバランスを自力では「健康ゾーン」

に戻せなくなり、大きな病気を発症してしまうのです。

この流れは、多くの病気に当てはまります。

たとえば、ストレスの多いサラリーマンが、夜中に揚げ物を食べながら飲酒するようになり、高脂血症や高血圧、高血糖に……というのは、よく聞く話です。

そうなると、血管が劣化し、体内のあちこちで炎症が起き始めます。身体が健康ゾーンからジワジワとはずれ始めるのです。

ただし、この段階なら自力で立て直すことが可能です。

健康診断の結果に危機感を覚え、一念発起してカロリーと飲酒を控え、バランスのとれた食事を心がければ、治癒力や恒常性のはたらきで、「健康ゾーン」に戻ることができるのです。

問題は、自力で健康ゾーンに戻れるレベルを超えてしまった場合です。

ストレスとは刺激などを受けた時、心身にゆがみが生じることを言う。その原因となる「ストレッサー」には対人関係、睡眠不足、騒音など様々なものがある。

体調はどんどん悪化していき、糖尿病や心臓病、脳卒中など、大きな病気へと一直線に進んでしまいます。

がんなどの命に関わる病気になるのは多くの場合、体調が悪化して健康を守る力が大幅に低下してしまった結果です。

3つの力を弱らせるのは活性酸素だった

先ほど紹介したように、健康を害するものはいろいろありますが、中でも最近、医学の世界で注目されているのが「活性酸素」と呼ばれる特別な酸素です。

みなさんご存じの通り、鉄の釘を屋外に放置していると、だんだん赤茶色にサビていき、しまいにはボロボロになってしまいます。これは空気中の酸素が鉄と結びつくことで起きる現象です。

酸素が結びつくのは鉄だけではありません。実は人の身体も酸素と結びつくとサビてしまいます。

人は酸素がないと生きていけませんが、酸素のせいで細胞がサビて劣化してしまうこともあるのです。

特に、人の身体の中ではサビさせる力が強い特別な酸素――活性酸素が常に作られています。

人を含むほとんどの動物は食物から得られる栄養素と呼吸による酸素を使って、細胞内にある小さな器官「ミトコンドリア」で、エネルギーのもとになるアデノシン三リン酸（ＡＴＰ）という物質を作り出しているのです。

歩いたり走ったりはもちろん、呼吸したりものを考えたり病気を治したり……ＡＴＰはあらゆる活動に必要です。ところが、呼吸で取り込まれて組織に運ばれた酸素は人の身体の中で不安定な形に変化することがあります。この不安定な酸素種を活性酸素といいます。

「生活習慣病」とは食事・運動・休養・喫煙・飲酒などの「生活習慣」が、その発症や進行に関係する病気のことを指す。日本人の健康に大きく影響していると言われている。

活性酸素は主に「ミトコンドリア」で作られる他、いろいろな酵素による反応で作られます。

この活性酸素はエネルギーを作り出すたびにできるだけでなく、いろいろな原因で増えることがわかっています。

精神的なストレスや紫外線、喫煙、運動のしすぎ、ジャンクフードの食べ過ぎなど、さまざまな原因で体内の活性酸素は増加します。


活性酸素のせいで細胞がサビてしまうと、サビた釘がもろくなってしまうように、細胞は傷つき劣化します。心臓や胃腸、脳のような臓器、血管、皮膚など、活性酸素はあらゆる細胞をサビさせます。

その害はとても大きいので、最近では「人がかかる病気の9割は活性酸素が原因」「活性酸素は老化の原因」などと言われているほどです。

実際に生活習慣病やがん、膠原病などの免疫の不具合、認知症なども活性酸素のせいで起きるといわれています。

活性酸素を無毒化する仕組みは年齢と共に弱っていく

活性酸素が常に発生しているのなら、人の身体はあっという間にサビついてしまいそうですが、実際にはそうなっていません。人の身体には活性酸素の害を防ぐはたらきもちゃんと備わっているからです。「スーパーオキシドディムターゼ（SOD）」と呼ばれる活性酸素を無毒化する物質（抗酸化物質）を作りだして、細胞がサビるのを防いでいるのです。

ただし、そんな素晴らしい仕組みにも限界があります。SODはいくらでも作れるわけじゃありませんし、年齢とともに「産生力」が低下してしまうのです。

「生活習慣病」との関連性がある病気の代表格はがん、糖尿病、高血圧、脳卒中、心臓病、脂肪異常症など。いずれも日々の生活習慣に密接に関わっている。

高齢になるといろいろな病気になりやすいのは、体内のＳＯＤが減るからでもあります。

活性酸素を抑える物質には体内で作るＳＯＤだけでなく、食事からとれるものもあります。ビタミンＣやＥ、ポリフェノールなどがその代表格です。

「健康にいい」と言われる食べ物の大半には抗酸化物質がたくさん含まれています。

とはいえ、食べ物から摂取できる量には限りがあるので、体内でどんどん発生する活性酸素を食事の力で抑えるのは簡単ではありません。

コラム①

【活性酸素が原因となる病気の数々】

生活習慣病はその名の通り、生活習慣が原因で発症したり進行したりする病気です。

偏った食習慣や運動不足、睡眠不足、喫煙、お酒の飲み過ぎなど、健康に悪い生活習慣を続けると、大量の活性酸素が発生するため、さまざまな病気になってしまうのです。

《動脈硬化》

血管の内側に入り込んだコレステロールがかたまりになり、血管を狭めてしまうのが動脈硬化です。

この血管をふさぐ「かたまり」を作る原因が活性酸素なのです。血管内壁の傷などから血管の内側に漏れたコレステロールは活性酸素と結びつくことで過酸化脂質になります。

この過酸化脂質は人の身体にとって「異物」なので、処理しようと免疫細胞が集まります。集まった免疫細胞が死ぬと、かたまりができて、血管をふさぐようになるのです。

かたまりが大きくなるにつれて、血管は

どんどん狭くなり、動脈硬化が進行します。

《高血圧》

動脈硬化と並んでさまざまな生活習慣病の要因となるのが高血圧です。血圧が高いとその分、血管には負担がかかります。そのため、柔軟性が低くなったり、傷つきやすくなったりすることで、動脈硬化を起こしやすくなります。

日本人では20歳以上の2人に1人は高血圧だと言われていて、血圧を下げれば多くの生活習慣病を予防できると考えられています。

高血圧にはいろいろな原因がありますが、活性酸素によって血管を拡張する物質が酸化されてしまうこともその一つです。

血管の内皮細胞からは血管を弛緩して拡げる物質が分泌されますが、活性酸素によって酸化されてしまうと、うまく役割をはたせなくなるのです。

《糖尿病》

血液中の糖分が過剰になる病気です。糖分には細胞を傷つける作用があるので、血糖値が高い状態が続くと、血管をはじめ、身体のあちこちでいろいろな不具合が発生します。

血液中の糖分はすい臓から分泌されるイ

ンスリンというホルモンでコントロールされています。

体内の活性酸素が増えると、インスリンを分泌するすい臓のランゲルハンス島にあるβ細胞がダメージを受けるため、血糖値が高くなりがちです。

また、活性酸素は細胞の中にあるミトコンドリアにダメージを与えます。ミトコンドリアは酸素とブドウ糖からエネルギーを生み出す器官なので、ダメージを受けると糖分の消費量が減り、その分、血糖値が上昇します。

活性酸素によってインスリンが減り、ブドウ糖の消費が減るという二つの弊害が重なることで、糖尿病が進行すると考えられています。

《虚血性心臓疾患（狭心症・心筋梗塞）》

動脈硬化が進むと、血液の流れが悪くなり、重要な臓器に酸素や栄養分を届けられなくなってしまいます。その結果、身体のさまざまな部位がダメージを受け、命に関わる病気を発症することがあります。

その一つが虚血性心疾患です。心臓は人が生きている限り、休むことなく、ずっとはたらき続けています。そんな心臓に酸素や栄養素を届ける血管（冠状動脈）の血流が悪くなったり、途絶えてしまったりすると、心臓はまともに動くことができなくなります。

ひどくなると、心臓の筋肉が壊死してしまい、死にいたることもあります。実際、日本人の死因でがんに次いで2番目に多いのは心疾患です。

前述のように、血管が詰まるのは活性酸素のせいなので、虚血性心疾患は活性酸素が原因で発症する病気だと言えます。

《脳卒中》

動脈硬化が脳の血管で起きると、脳卒中につながります。

脳の血管が詰まったり、脳の血管が破れたりすることで、脳神経細胞がダメージを受けるのが脳卒中です。

脳は部位によって司るはたらきが違うので、傷ついた部分により、いろいろな症状が現れます。

「手足が思うように動かせない」「言葉がうまく話せない」「人の言うことが理解できない」など、症状はさまざまで、時には生活の質に大きく影響する後遺症が残ることもあります。

脳卒中が起きるのは主に、動脈硬化や高血圧のせいです。活性酸素により、血管が詰まったり、血管に負担がかかることで、脳の血管がダメージを受け、脳卒中を発症します。

《腎臓病》

腎臓は体内でできる老廃物や毒素を濾過する臓器です。その他にも体内の水分量やミネラル分の濃度を調節するはたらきもになっています。

腎臓病はいったん、慢性化すると治すのが非常に難しい上、進行すると定期的な透析治療が必要になります。

そんな腎臓病の発症に深く関わっているのが活性酸素です。活性酸素が大量発生することで、腎臓がダメージを受けることが最近の研究で明らかになっています。

さらに、腎臓の働きが悪くなると、高血圧や心臓、脳卒中、糖尿病などを発症するリスクが高くなります。そうなると、さらに活性酸素が増え、腎臓の状態が悪化するという悪循環に陥ってしまいます。

《がん》

詳しくは第4章で解説しますが、がんは生活習慣が密接に関わっている病気です。

健康に良くない生活習慣によって大量に発生した活性酸素が細胞の遺伝子情報を傷つけることで、「異常細胞」が発生するのががんの始まりです。

免疫系がちゃんと機能していれば、「異

常細胞」が増えることはありませんが、活性酸素のせいで免疫系が弱っていると増殖してやがてがんを発症してしまうのです。

《認知症》

さまざまな原因で脳のはたらきが低下する病気です。記憶が損なわれてしまうほか、判断力や感情など脳が司る人の能力がだんだん失われていきます。

歳をとるにつれて発症する割合が高くなる病気で、80歳以上では有病率が40％を超える高さです。高齢化が進む日本では急激に患者数が増えており、患者のお世話をする家族の負担が社会問題になっています。

そんな認知症と活性酸素には直接的、間接的に深いつながりがあります。

たとえば、認知症の中でも患者数がいちばん多いアルツハイマー病は「アミロイドβ」と呼ばれる特殊なたんぱく質が脳の神経細胞にたまることで発症します。「アミロイドβ」を異物だと認識した免疫細胞が活性酸素を大量に作り出すため、神経細胞が壊れてしまうのです。

また、認知症は生活習慣病と関係することがわかっています。高血圧や糖尿病、動脈硬化が進むと、脳の神経細胞も劣化が進み、認知症を発症しやすくなるのです。

糖尿病患者はそうでない人に比べ、アル

ツハイマー病になるリスクが2~4倍も高いと言われており、最近ではアルツハイマー病を「脳内の糖尿病」と呼ぶ専門家もいるほどです。

いかがですか?

ここにあげたのはごく一部の病気ですが、どの病気も発症する仕組みに活性酸素が深く関わっていることがわかります。

だとしたら、もし活性酸素を抑えられたら、ほとんどの病気を予防したり治したりできる——そう考えてもいいはずです。

「長寿」を「長呪」にしない大きなカギは活性酸素対策にあるのです。

第2章

人を健康へと導く気体「suisonia蒸気」とは？

「suisonia 蒸気」は特別な水素を含む水蒸気

ご存じの通り、世の中には「○○すれば健康になれる」という情報が大量に出回っています。ただし、「科学的にしっかり解明されているもの」に限ると、途端にひどく少なくなるのが現状です。

私はかつて、健康に関する医学論文を大量に読みあさったことがあります。

「きっと、画期的なことがわかるに違いない！」

最初のうちはワクワクしながら論文と格闘しましたが、途中からはだんだん面白くなくなりました。

「どうやら、ものすごく平凡な結論にいたりそうだ」とわかったからです。

適切な食事と睡眠をとり、運動をする。

心身の健康を保つのに絶対に役立つ、と言えるのはこれだけでした。

①野菜を中心とするバランスのとれた食事を多すぎず、少なすぎない量を食べる。

②十分な睡眠時間を確保し、なるべく決まった時間に寝て、決まった時間に起きる。

③適切な有酸素運動（ランニングやウォーキング）と無酸素運動（腕立て伏せや腹筋運動）を定期的に行う。

これらのことをちゃんと続けられたら、高い確率で健康を維持できる、というのが多くの論文で証明されていました。

もちろん他にも、「血圧を下げたいなら……」とか「体脂肪率を

図表5

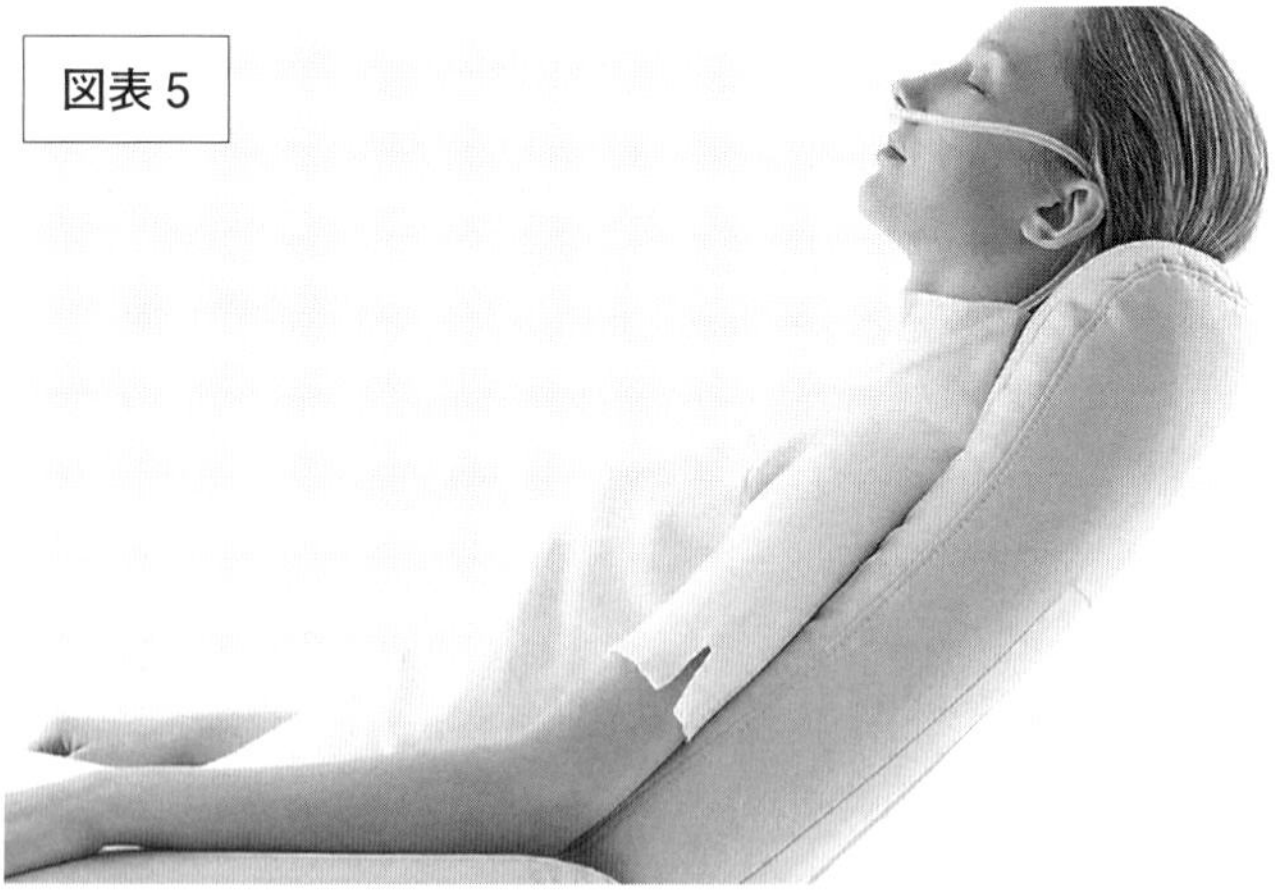

減らしたいなら……」というように、ある目的のために有効な手段はあります。

でも、あらゆる意味で絶対に健康にいい、と言い切れるのは食事と睡眠と運動を適切に管理することだけだったのです。

そんな中、「suisonia蒸気」はそれらに並ぶ4つめの要素ではないか、と私は考えています。

「suisonia蒸気」は簡単に言うと、「suisonia」という医療機器から発生する気体です。

無味無臭の気体で、いちばんの特徴は「特別な水素」を含んでいることです。図表5のように、カニューレを使って鼻から吸入します。

健康効果が注目を集めている水素

では、なぜ「suisonia蒸気」が人の身体によい影響を与えるのか――そのカギとなるのは気体の中に含まれている水素です。

水素はいろいろと面白い性質を持つ物質です。たとえば、この宇宙で一番最初にできた物質だと言われます。

また、もっとも軽い物質ですし、もっとも小さな物質でもあります。あまりに小さいので、ペットボトルやビニール袋に入れておいても、すぐに抜け出てしまうほどです。

水素はビッグバンの直後この世界に誕生したもっとも歴史が古い原子であり、宇宙にもっとも多い原子である。

図表6

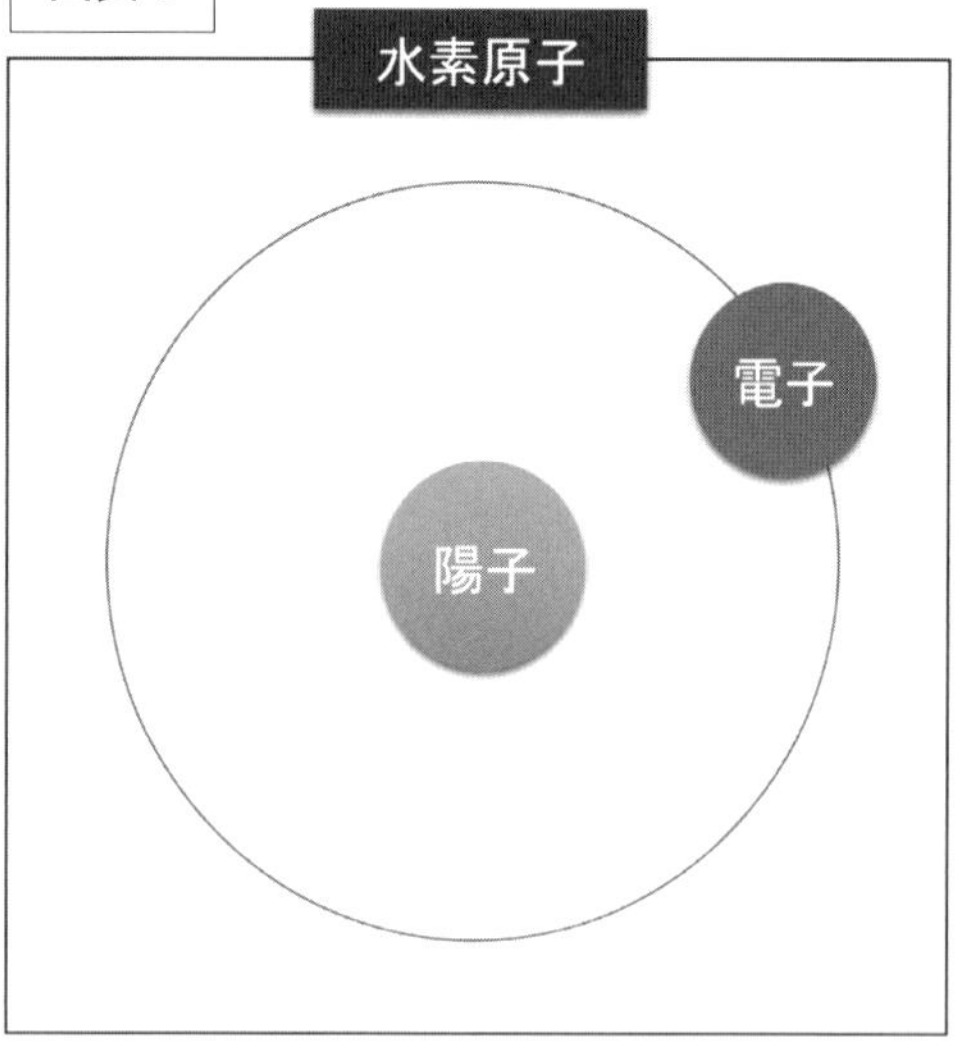

利用法はいろいろで、たとえば「動力源として使う」方法が、最近では広く研究されています。水素と酸素を反応させると、二酸化炭素を排出せずに大きなエネルギーを生み出すことができます。

そのため、水素自動車など環境に優しい技術の一つとして注目されているのです。

そしてもう一つ、水素について関心が集まっている理由に「健康効果」があります。飲用の水素水はコンビニなどでも販売されていますし、水素風呂などの宣伝を見たことがある人も多いと思います。

試しにインターネットを使って「水素・健康」という言葉で検索をかけてみると、数え切れないほどの商品がヒットします。

中にはちょっと怪しげな商品もありますが、慶應義塾大学病院が主導して行っている研究のように、科学的な裏付けが示されている水素の使い方もあります。

まさに玉石混淆であり、科学や医学に詳しい人でないと、効果があるものとそうでないものを区別できません。そのため、最近では残念ながら「水素はうさんくさい」という声も増えています。

水素で活性酸素によるサビを防ぐ

水素にはなぜ、人を健康にするはたらきがあるのでしょう？

水素はビッグバンの直後この世界に誕生したもっとも歴史が古い原子であり、宇宙にもっとも多い原子である。

その答えはいくつかあるのですが、もっとも注目されているのは細胞の「サビ」を防ぐ効果です。

第1章で説明した通り、人が病気になる原因の9割は活性酸素による細胞のサビだと言われています。

あるものに酸素が結びついてサビてしまうことを「酸化」すると言います。活性酸素によって細胞が酸化され、ダメージを受けることで、いろいろな病気を発症してしまうのです。

だとしたら、活性酸素の作用を抑えることで、多くの病気を予防したり、ひどくなるのを防いだりできるはずです。

そのはたらきを持つのが水素です。

水素には活性酸素によってものがサビるのを抑えたり、サビたものを元に戻す作用があるのです。

水素は活性酸素と出会うと、結びついて水になります。つまり、

図表７

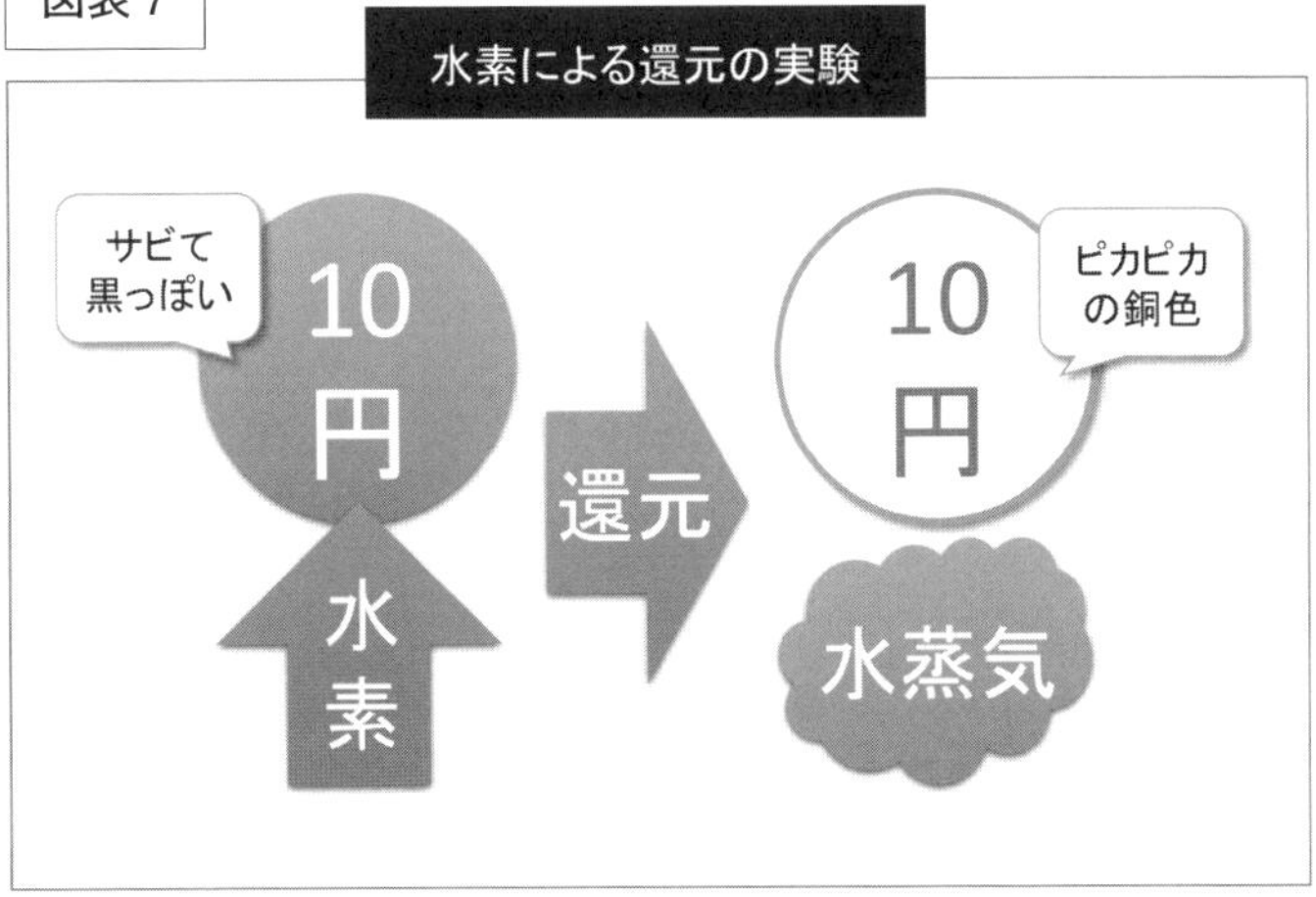

体内に水素を取り入れておけば、発生した活性酸素が細胞をサビさせる前に、無毒な水にすることができるのです。

水素にはもう一つ、サビてしまったものを元に戻すはたらきもあります。このはたらきを「還元」と呼びます。

酸素と結びついてサビてしまったものから酸素を取り去って、もとの状態に戻すはたらきが水素にはあるのです。

多くの人が中学校の理科の授業で、この「還元」の実験を経験しているはずです。

実験に使われるのは10円硬貨です。

図表7のように、サビた10円硬貨と水素を反応させると、10円硬貨はピカピカの銅色に戻ります。

水素を身体の中に取り入れると、いろいろな健康効果が現れます。その一つが、この10円硬貨の実験と同じく、酸化した細胞を元の元気な状態に戻すはたらきです。

病気の9割は活性酸素が原因と言われるほどですから、その害を防ぐことで、とても大きな健康効果が生まれます。

取り入れ方で効果には大きな差がある

前述したように、そんな水素の効果に着目した商品が、最近では大量に登場しています。飲用の水素水やサプリメント、化粧品、入浴剤など多種多様です。

どれも「水素を含んでいる」とうたっていますが、効果には大きな違いがあります。

違いが出るいちばんわかりやすい理由は含まれている水素の量にあります。

たとえば、簡単に水素を摂れる商品として、最近では「水素水（水素を溶け込ませた水）」がコンビニなどで売られています。ところが、水素には「水に溶けにくい」という性質があります。

水1リットルに溶かすことができる水素の量は最大で1・6ミリグラム（水温20℃、1気圧のとき）です。1ミリグラムは1グラム

水を飲み過ぎると血液が薄まってしまい電解質のバランスが崩れる。ひどくなると、死にいたることもある。

の1000分の1ですから、どれだけ少ないかイメージできると思います。

500ミリリットルのペットボトル2本分もの水を一気に飲みきるのはたいへんです。頑張ってそれだけの水を飲みきっても、体内に取り入れられる水素の量はわずかなのです。

水素風呂も同じく、水に溶かした水素を利用します。水素分子は非常に小さいので、全身から体内に浸透しますが、もともと溶けている量が少ないので、やはり取り込める水素はごくわずかです。

さらに、気体には温度が高くなると水に溶けにくくなり、すぐに空気中に抜け出てしまう、という特徴があります。

家族の誰かが入浴するたびに、水素を新たに発生させなければならないので、経済的とは言えません。

suisonia蒸気には「還元力が強い水素原子」が含まれている

水素にはもう一つ、「状態」による効果の違いもあります。「サビをとる力や活性酸素を無毒化する力（還元力）がとても強い水素」と「そこそこ効く普通の水素」というのがあるのです。

suisonia蒸気には強い還元力があることがわかっています。その理由について、suisonia蒸気の健康効果を研究する機関MLS研究所では「還元力が強い水素原子が多く含まれているため」と推測しています。

物質には安定した状態になろうとする性質があります。ですから不安定な物質ほど、他の物質と反応して、安定した状態になろうと

MLS研究所：水素の健康効果について研究を行っているラボラトリー。suisonia蒸気についても多数の論文を発表している。

する性質が強いのです。

普通の水素は水素原子が2つくっついていて安定した状態（水素分子）になっていつので、他の物質と反応する力は強くありません。

一方、水素原子はひとりぼっちなので、とても不安定です。なんとか他の物質と結びついて安定しようとする力がとても強いので、活性酸素と結びついてサビてしまった細胞に対しても強く働きかけることができます。これが還元力の強い水素の正体です。

水素原子の割合を調べるのはとても難しいのですが、ＭＬＳ研究所では還元力の強さで判断できる、と考えています。

「含まれている水素の濃度が特別高いわけではないにもかかわらず、suisonia 蒸気の還元力がずば抜けて高いのは、水素原子が大量に含まれているためとしか考えられない」というのが同研究所の見解です。

熱エネルギーで水を還元して「特別な水素」を生み出す

さて、ここで問題です。

健康を目的として提供されている水素に「還元力の強い水素」と「普通の水素」があるのは理解していただけたと思うのですが、どうすればそれぞれを作れるのでしょう？

まず、「普通の水素」を作るのは簡単です。図表9の上段はその作り方を大雑把に示したものですが、これもほとんどの人は理科の授業でやってみたことがあると思います。

水にプラスとマイナスの電極を入れると、マイナスの側にプクプクと水素ガスが発生する、というもの。

簡単な方法なので、ほとんどの水素発生器はこの方法を採用しています。
一方、suisoniaが採用しているのは「熱エネルギー」によって水

図表8

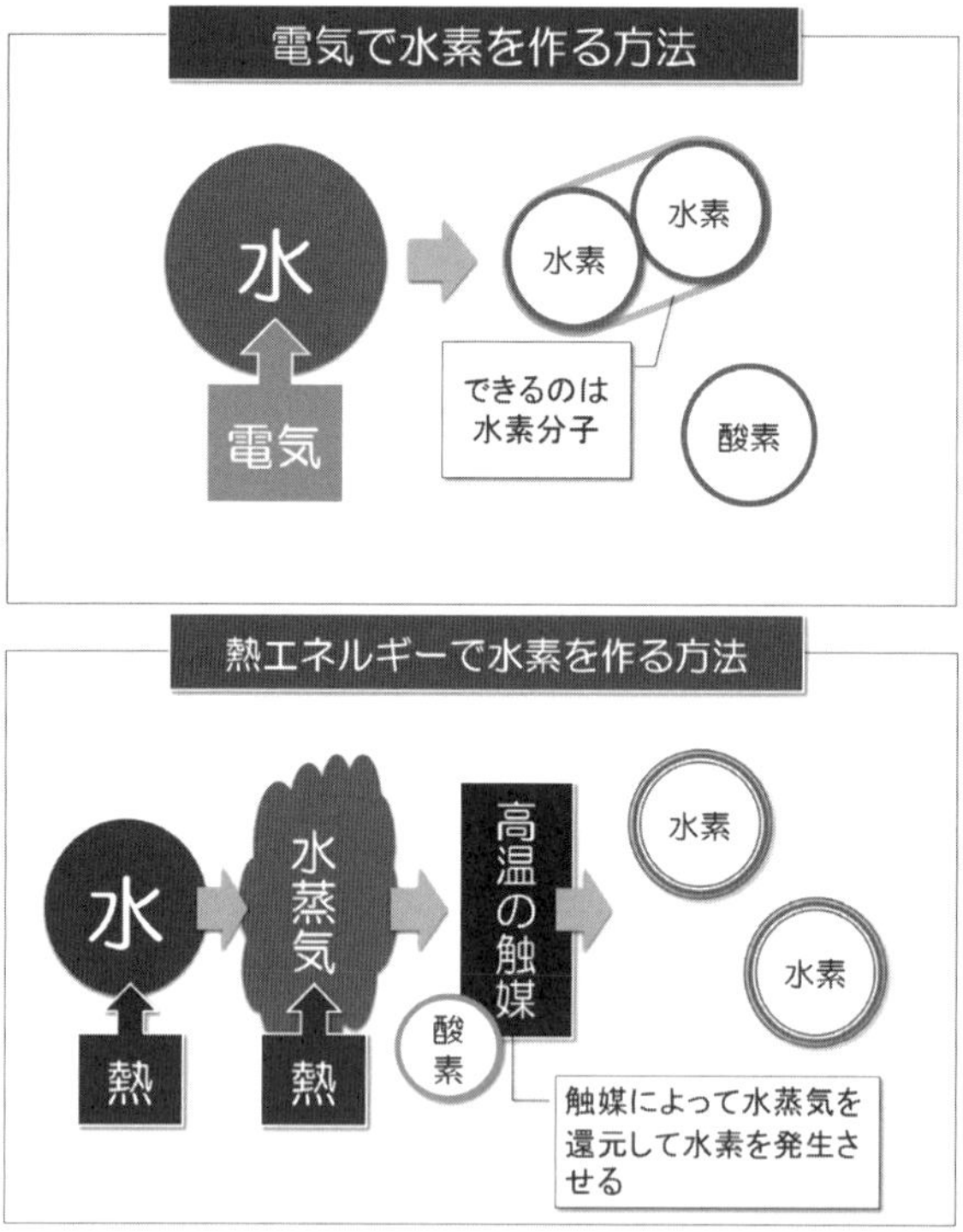

を還元する、という特殊なやり方です。強く熱することで水から、水素を生み出しているのです。

「でも、水を熱したって、水蒸気になるだけでは？」

そう思いますよね？　私も最初に原理を聞いた時には水を熱するだけで、どうして水素ができるのか、わかりませんでした。

そこで、いろいろと調べ、メーカーの方にも話を聞いてみて、ようやく理解したのですが、水を熱してできる水蒸気をさらに熱して、還元作用がある高熱のカートリッジに接触させると、水素が発生するのです。

では、熱による還元だとどうして、「特別な水素」ができるのでしょう？

電解で水素を作るのに必要なのはクエン酸ナトリウムと電池。原価数百円だが、できるのは分子状水素である。

実は発生したてホヤホヤの水素は電気分解でも熱による還元でも同じです。ところが、吸入するまでのわずか数秒の間に大きな違いが現れるのです。

電気分解で作られた水素はより安定するよう、すぐに水素分子になります。この水素分子は安定した状態なので、先ほども説明したとおり、他の物質と結びつく力は弱めです。

熱により還元された水素も、本来なら分子になりたいところですが、こちらは水蒸気に包まれているため、分子になるのが少し遅れます。

機器によって発生させた水素が人の体内に取り込まれるまでにかかる時間は長くても数秒です。熱によって作られた水素の多くはその間、原子の状態を保ち、強い還元力を維持できるので、活性酸素を無毒化する力が強いのです。

体内では水素イオンが細胞を元気にする

ここまで説明してきたとおり、水素の健康効果と言えば、活性酸素を無毒化する還元力というのがこれまでの定説でした。

確かにその効果は非常に大きいのですが、最近になってもう一つ、水素には細胞を元気にするはたらきがあることがわかってきました。

体内に取り込まれた水素はイオンと呼ばれる状態になり、細胞のエネルギー代謝を促進するのです。

人を含む生き物の多くは同じ仕組みでエネルギーを作り出しています。

図表10はその仕組みを示したものです。

大まかに言えば、ＡＴＰ（アデノシン三リン酸）と呼ばれる物質をＡＤＰ（アデノシン二リン酸）に変換するときにエネルギーが生

図表９

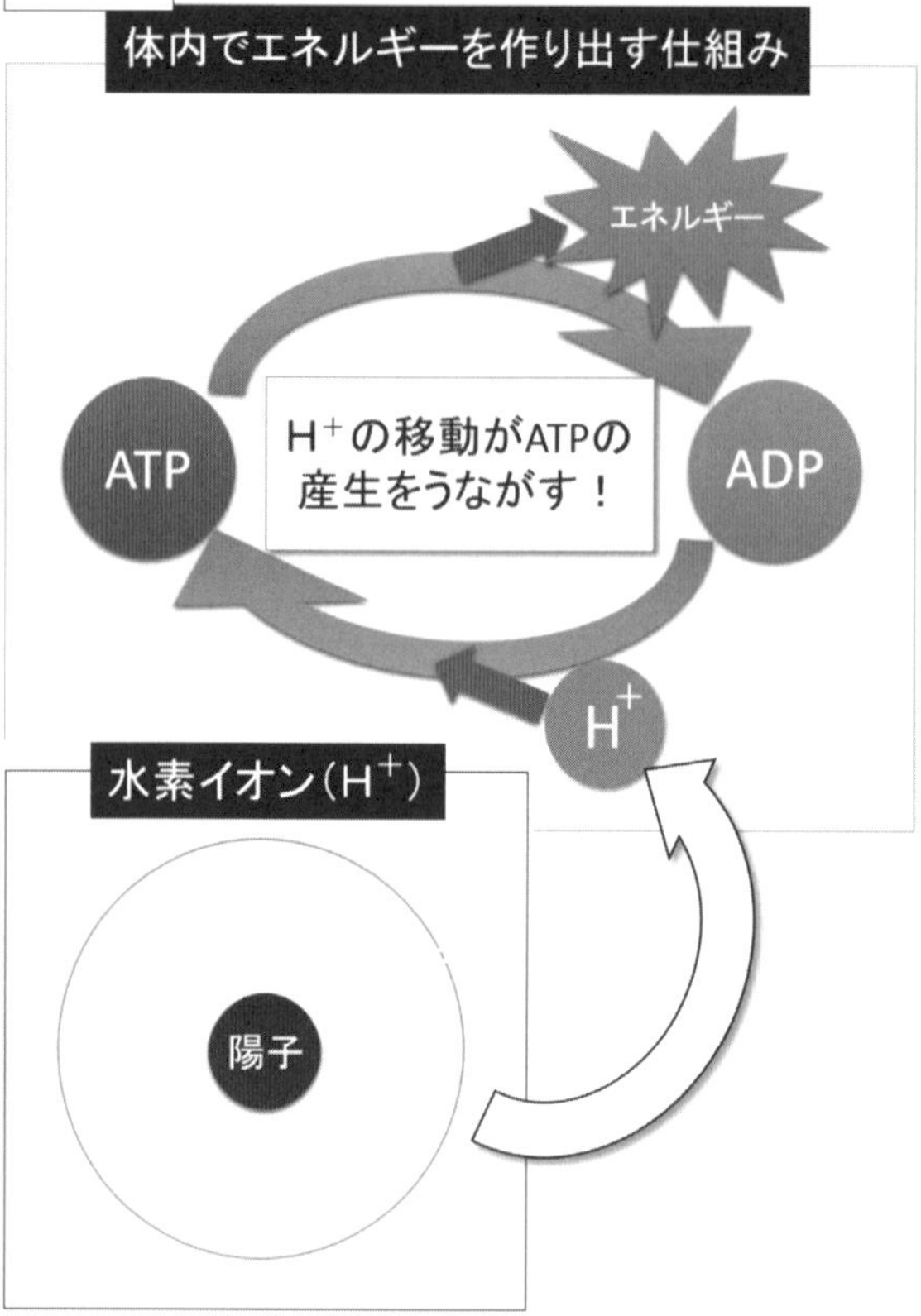

み出されるのです。

このエネルギーのもとになるＡＴＰは細胞の中にあるミトコンドリアという器官で作られます。そのため、ミトコンドリアは「エネルギー工場」と呼ばれることもあります。

エネルギーを取り出した後に残るＡＤＰはミトコンドリアの中で再生されてＡＴＰになります。この時必要なのがミトコンドリアの特別な部分における水素イオンの濃度差です。

少し難しい話になりますが、ミトコンドリアは外膜と内膜という脂質でできた膜で囲まれています。特に内膜はミトコンドリアの機能を担っており、水素イオンの濃度差（勾配）を形成します。この勾配によって生じる膜電位がＡＴＰの合成に関与するのです。

水素を取り入れることで、ミトコンドリアの内膜で水素イオン勾配が大きくなり、その結果生じる膜電位でＡＴＰの産生が促進されるのです。

ややこしい仕組みはさておき、水素吸入すると、より効率よく多くのエネルギーを作り出して、より活発に活動できるようになる、ということだけ理解できれば十分です。

そうして、この「細胞が活発になること」こそ、人の健康にとって非常に重要なカギだということがわかっています。

適度な濃度だからこそ効果が高く副作用がない

「還元力が強い水素」を発生させるsuisoniaには高濃度をうたわない、という特徴があります。

水素濃度のレベルだけなら、suisoniaを上回る機器が国内外にいくつかあります。

たしかに、濃度が高ければ、その分大量の水素を体内に取り込むことができます。効き目も強そうですが、実際にはそう単純ではありません。

これまで説明してきたとおり、原子の状態で発生した水素はすぐ、原子同士でくっついて分子になってしまいます。分子になると、還元力が極端に低下するので、健康効果は大幅に減ってしまいます。

原子が分子になる仕組みは磁石に似ています。離れているとくっつきませんが、ある一定の距離以内に近づくと、吸い寄せられるようにくっついて分子になるのです。

ですから、濃度が高く、水素分子が密集していると、あっという間にほとんどが分子になってしまいます。一方、濃度が低めに抑えられていれば、原子の状態が保たれやすいのです。

濃度を抑えることにはもう一つ、副作用に対する効果もあります。ミトコンドリアがＡＴＰを作る際には必ず、身体にとって有害な活性酸素も発生します。

高濃度の水素にはＡＴＰの産生量を急激に増やしてしまうので、その分、大量の活性酸素が一気に増えてしまいます。身体が処理で

図表 10

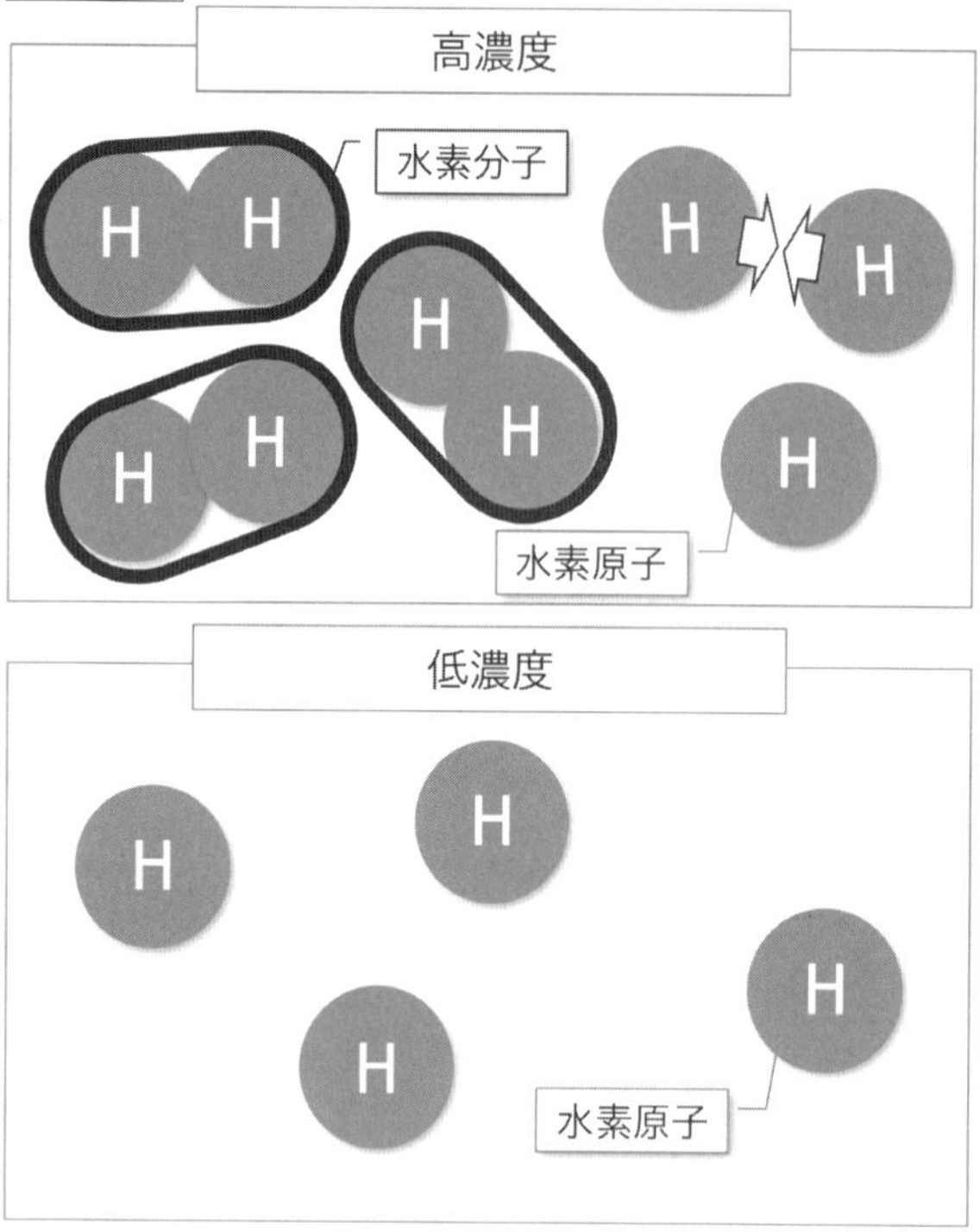

きる活性酸素の量を一時的に上回ることがあり、頭痛などの副作用につながるのです。

濃度が適正であれば、活性酸素の発生量を抑えることができます。suisonia蒸気に副作用の報告がないのはそのためと考えられています。

高濃度には爆発や低酸素症のリスクも

高濃度の水素には他にもいくつかリスクがあります。

もっとも基本的なリスクは爆発や火災です。空気中の濃度が４％を超えると爆発するおそれがあるので、高濃度水素の取扱は消防法で規制されています。

呼吸する空気の成分が変わってしまうことも、意識すべきリスク

吸い込んだ空気の酸素濃度が一定より低いと、体内の酸素を吸気に奪われてしまうため、一瞬で酸欠状態に陥ることがある。

です。

呼吸の仕組みはとてもデリケートなので、吸い込む空気の成分が少し変わるだけで、身体に思わぬ異変が出ることがあるのです。

たとえば、空気中の酸素は普通、20・9％程度ですが、18％まで下がると、意識を失ったり筋力が弱くなったりすることがある、と報告されています。

さらに濃度が下がると、頭痛や吐き気が起き、死にいたることもあります。

水素の濃度を上げるということは、空気に含まれるその他の成分が少なくなるということなので、むやみに高濃度にするのは危険です。

suisonia 蒸気はその点、適正な濃度に設定されているので、副作用の心配がありません。

還元力が強い水素を発生させているので、濃度を高くする必要が無いのです。

People of suisonia

【はじまりはがんになった「同志」を治したいという強い思い】
――橋本勝之会長

製品やサービスの良し悪しは作っている人たちの人柄と直結します。

フリーランスのライターとして、これまでたくさんの人たちと接し、さまざまな企業や団体を取材してきた経験から、私はそう確信しています。

suisoniaを生み出したのはアースエンジニアリング株式会社の会長である橋本勝之さんです。

橋本さんは19歳で大学を中退して、父親が経営していた町工場を再建。高度成長期には鉄工業で成功を収めました。その後、山あり谷ありを経験しながらも、事業を拡大。アースエンジニアリング株式会社を設立したのは１９８４年のことです。

そんな橋本さんがsuisoniaの開発を手がけたのは親しい人の病気がきっかけでした。

経営者としての歩みを財務の面から支えてくれた古株の社員、Oさんががんと診断され、余命宣告を受けたのです。

会社の草創期から一緒に歩んできたOさんは橋本さんにとって「同志」とも呼ぶべき大切な人でした。

「なんとか助ける方法はないものか」

医師が現代の医学では治せない、と苦悩する中、橋本さんは自ら治療の方法を探し、さまざまな情報を集めました。

そんな中、知人の勧めで知ったのが、水素吸入器でした。

「難しいことはわかりませんが、水を熱して水素を発生させるのが身体によさそうだ、と感じて購入してみたんです」

橋本さんの勘は当たりました。

Oさんに使ってもらったところ、容態が好転するなど、劇的な効果が現れたのです。

ただ、残念なことに水素吸入器の機能に問題があったため、その効果は続かず、しばらくするとがんは再び大きくなりはじめました。

「人生でこれほど集中してものごとに打ち込んだ経験はありませんでした」当時を振り返って、橋本さんはそう語ります。

「とにかく水素に関する文献を探しては読みあさりました」

そんな中、橋本さんが抱いたのは簡単に水素を発生させられる電気分解方式の吸入器は古くからあったにもかかわらず、医療の現場で使われないのはなぜだろう、という疑問でした。

その疑問はその後、熱エネルギーによって還元力の強い水素を生成するsuisoniaの開発につながりました。

知人の勧めで購入した水素発生装置には熱源に問題があるようだ、と気づいた橋本さんは自身の手で、Oさんのような人を救える器械を研究開発することを決意。そのことをOさんにも伝えました。

「私には間に合わなくてもいいです。でも、私のように苦しむ人を救えるなら、全財産をかけてでもやり遂げてください」

それがOさんの答えでした。

残念ながら、その言葉の通り、Oさんは帰らぬ人となってしまいました。

亡くなった社員のそんな思いに応えるために、橋本さんは水素吸入器の開発に心血を注ぎました。

ただ、もともとは鉄工業が本業なので、医療機器のことなどまったくわかりません。

まわりの人からも反対されました。外資系の医療機器メーカーの極東代表を務める長男の学友からは「水素を扱うのはリスクが大きい」と忠告されたと言います。

医療の世界では「いかがわしいもの」として扱われることが多かったので、さまざまなトラブルに巻き込まれるのでは、と心配する人が多かったのです。

そんな中、橋本さんがぶれることなく研究・開発を進められたのは幼いころにいろいろなことを教えてくれた祖母の存在があったからでした。

「仏教に帰依した祖母は女性でありながら、阿闍梨の位を持つ観音寺の住職でした」

そんな祖母から橋本さんは「人の役に立つ人間になりなさい」と教えられてきました。

人々を健康にする器械を作ることはまさに、この教えの実現であり、諦めるわけにはいかなかったのです。

「手探りで進む中、不思議な偶然がいくつも重なりました」

開発の経緯について橋本さんはよく、そんな風に語ります。

経験豊かな技術者との出会い、科学的な根拠がない中で、開発が難しい熱分解と還元力にこだわったこと……橋本さんは当初から水素の効果は濃度ではなく還元力だ、という信念を持って取り組んできました。

いくつもの偶然が重なって、suisoniaの初号機が完成したのは2014年のことでした。

ただ、器械が完成しただけでは医療機器として世の中に普及させることはできません。

医療の世界にはクリアしなければならない関門がいくつもあるからです。特に、安全性については「証拠」を積み上げて多くの人を納得させられなければ、公の機関や医療現場で働く人たちには受け入れてもらえません。

実際に、「新参者」である橋本さんに対する風当たりは強く、医療関係者から「専門家でもない人間が人の身体に入れるものを作るなんて、非常に恐ろしいことだからやめなさい」と忠告されたこともあったそうです。

「悔しい思いはありましたけど、それで、やるべきことがわかりました」

あくまで前向きに考える橋本さんは安全性について認めてもらうため、二つのことを決めました。

一つは1件でも副作用やトラブルの報告

があったら、suisonia の開発や販売をやめること。

厚生労働省から認可を受けている薬でも、一定の副作用が発生することを思えば、これがいかに厳しい条件かわかります。

「これまでのべ2万人の人に使ってもらいましたが、副作用やトラブルの報告は1件もありません」橋本さんはそう胸を張ります。

もう一つ橋本さんが決めたのは医学の専門家に suisonia を研究してもらうことでした。使った人からはいろいろな声が届くものの、なぜ副作用がないのか、なぜ効くのかはわかっていませんでした。

科学的にちゃんと立証できれば、もっともっと自信を持って多くの人に勧めることができます。

橋本さんはそれまで培ってきた人脈を活かして、いろいろな人たちに声をかけました。

そうして出会ったのが2人の医学者でした。

九州保健福祉大学で基礎医学を研究する池脇信直生命医科学部教授と琉球大学医学部で整形外科医として骨・軟部腫瘍等の治療と研究および、高気圧酸素治療を行っている前原博樹准教授です。

「基礎医学と臨床という両面から研究して

もらえたことで、自信を持ってsuisoniaを世の中に送り出せるようになりました」橋本さんはそう語ります。

長く取材を続ける中で、私はsuisoniaに対する橋本さんの生真面目な取り組み方に何度も驚かされてきました。

医療機器の製造・販売は一つのビジネスです。開発には莫大なコストがかかりますし、医学者に研究を続けてもらうためにも多額の費用が必要です。

企業としては売上がほしいはずですが、アースエンジニアリングが宣伝のために出す情報はかなり控えめです。

池脇教授や前原准教授が進めている研究で、画期的な結果が出ても、そのごく一部しか公表していません。しっかりと検証して論文として発表できたことしか、これまで公表していないのです。

薬機法ギリギリ、時には薬機法に違反することを知っていながら派手な宣伝をするのが当たり前、という業界の中で、橋本さんの姿勢はかなり異質です。

けれども、だからこそ開発からわずか6年で、suisoniaは海外でも知られる医療機器になったのだろう、と私は考えています。

第3章

血管力、抗炎症、免疫
—自然治癒力を高める
健康効果が明らかに

基礎医学で明らかになりつつあるsuisonia蒸気の効果

「健康にいい」と言われる商品は星の数ほどあります。試しにＡｍａｚｏｎで「健康グッズ」という用語を入れて検索してみたら、なんと10万点以上もヒットしました。

中には怪しげな商品もかなり混じっています。

健康に関する商品は命に関わるだけに、しっかり知識を集めて、「本当に効果があるのか」「危険性はないのか」を見極めて取り入れる必要があります。

医学的なことを素人が見極めるのは難しいので、頼りになるのは専門家である医師の研究です。

医師という仕事には実は二つのタイプがあります。患者の治療にあたる「臨床医」と身体の仕組みや薬のはたらきを研究する「基礎医学」を専門にする医師です。

私たちが病気になったときにお世話になるのは「臨床医」、ノーベル賞をとるのは「基礎医学」の医師、と考えるとわかりやすいかもしれません。

医療について研究を進めるときには、病院や家庭などで使ってみて、実績を積み上げていくのと同時に、なぜ効くのか、という理論を解明することが欠かせません。

理論が解明できたら、「効果があるはず」「副作用はないはず」と自信を持って使うことができるからです。

ですから、薬の研究では当たり前のこととして「基礎医学」による研究が行われています。

たとえば、もともと「ヤナギの木の皮を煎じた汁を飲むと炎症が治まる」ということがわかっていたとします。

日本人のノーベル医学生理学賞受賞者は2019年までに5人。池脇教授の母校、北里大学北里研究所からは特別栄誉教授大村智博士が受賞。同大学創始者の北里柴三郎博士は新千円札の肖像画になる。

病院で煎じ汁を使って患者を治療するのと並行して、汁の中のどの成分がどうして効くのかを「基礎医学」の面から研究するのが薬の開発では常識です。

人の身体や病気について理解し、薬がどんな仕組みで効くのかを解明すれば、よく効く使い方や他の薬や治療法との組み合わせ方などがわかります。

ちなみに、そんな研究の結果、ヤナギの木の皮からできたのが世界中で今も使われているアスピリンです。

suisonia についても開発以来ずっと、そんな地味で地道な基礎医学的な研究が続けられています。その結果、なぜ、そしてどのようにして、病気の治療や予防に効くのか、が少しずつわかりつつあります。

三つの効果で自然治癒力を高める

suisonia の発売当初からずっと基礎医学の面で研究を続けているのは九州保健福祉大学の池脇信直教授です。

池脇教授は生命医科学部の学部長でもあり、専門は免疫学です。suisonia を研究してかれこれ６年。すでに医学論文を何本も発表されていますが、これからも一生をかけて研究を続けたい、と言われています。

池脇教授の研究で、すでに明らかになっている suisonia の効果は主に３つあります。

①免疫系の調節
②血管力の強化
③抗炎症作用

図表 11

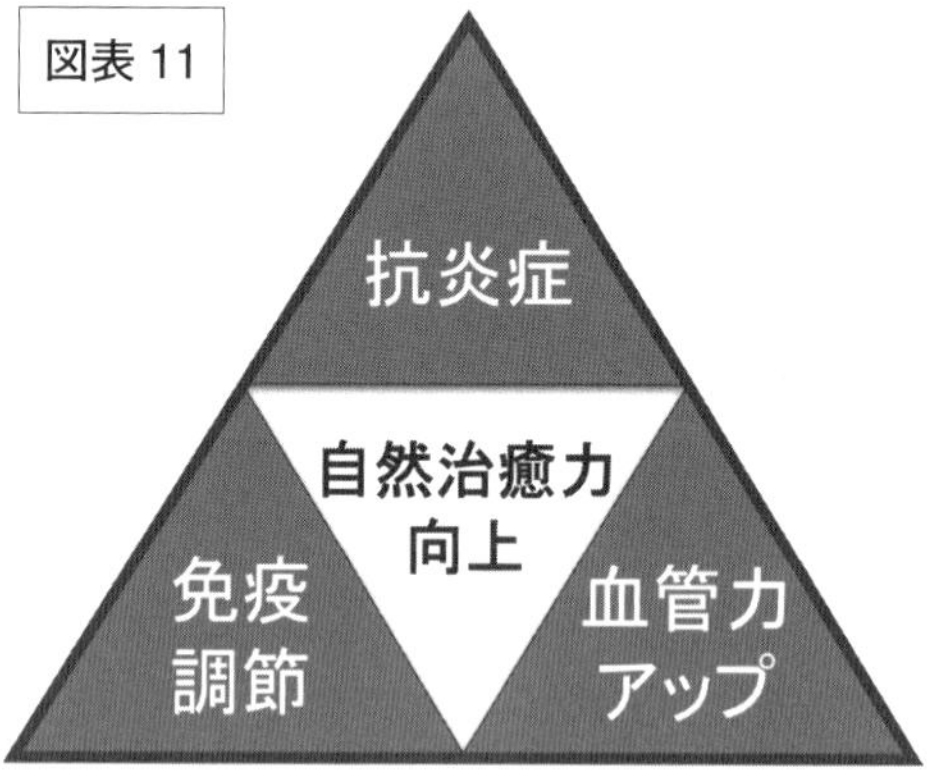

これら3つのはたらきについて、池脇教授は大学で実験を行い、論文として発表しています。

さらに、ATP産生を促進する作用についても、研究を進めており、画期的なはたらきが見つかるのではないか、との期待が集まっています。

ちなみに、実験を行って医学的なデータをとるのは簡単ではありません。日本国内には厳しい規制があるので、たとえば、suisoniaの効果を調べるために血液をとるのにも、大学の倫理委員会に許可をもらう必要があります。

suisonia の効果はそういった地道な手順を一つずつ重ねて研究されてきました。

免疫は身体を守るいちばんの基本

疲れている時などに風邪を引くと「免疫力が下がっているのかな」と考えることがあります。免疫は身体を守る大切な仕組みであり、機能が低下すると、さまざまな病気にかかりやすくなります。

ただし、免疫は「健康に悪いものをやっつける力」というだけではありません。

身体にとって有害なものをやっつけるためには、まず「有害なものを見分ける力」が必要です。

さらには、一度闘って退治したものについては「覚えておく力」も欠かせません。次にその病原体と遭遇した時には、効果がある成

免疫機能の調節には腸内細菌が大きく関わっている。多様な腸内細菌の中には免疫の暴走を止める役割をになうものも存在している。

分ですぐに攻撃できるようになるからです。

風邪を引いた人で説明すると、まず、ウイルスが体内に侵入したことに気づいて「退治すべきものが入ってきた」と判断するのが免疫の最初のはたらきです。

次に、何段階かの攻撃をしかけてウイルスを退治します。

さらに、ウイルスの特徴を覚えておくことで、次に同じウイルスと接したら、もっともよく効く方法で最初から攻撃できます。

一度風邪を引いた人が、同じ風邪をなかなか引かないのはそのためです。

免疫は「見分ける→やっつける→覚えておく」という三段階のはたらきをしているのです。

そんな素晴らしい仕組みで、免疫はさまざまな細菌やウイルスなどから身体を守っていますが、ちょうどいい状態に保つのは簡単ではありません。

特に「見分ける力」が正しくはたらかないと、間違えて自分の身体を攻撃してしまうことがあります。その結果、発生するのがぜんそくやアトピー、関節リウマチ、膠原病といった「自己免疫性疾患」です。

逆に、「見分ける力」が鈍感になると、退治しなければいけない敵を見逃してしまうことがあります。疲れていると風邪を引きやすくなるのはそのせいですし、がんになるのも実は免疫の問題です。

実験で現れた免疫力アップ

免疫力は強くなったり弱くなったりしますが、その様子を確認するのは簡単ではありません。

体温計で体温を測るように、手軽に計測できないので、ものさしになる物質（指標）の量を調べて、判断することになります。

指標なるのは唾液や血液、尿などに含まれるたんぱく質や遺伝子などの物質です。


たとえば、免疫力をはかる指標の一つに「ＩＬ―１β」と呼ばれるものがあります。血液や唾液の中に含まれる物質で、病原体やがん細胞を見つけて、最初に反応する免疫のはたらきと関係して、増えたり減ったりします。

池脇教授がおこなった実験では suisonia 蒸気を吸入すると、この「ＩＬ―１β」が増えることがわかっています。

健康な人33人に15分間、あるいは30分間 suisonia 蒸気を吸ってもらったところ、唾液に含まれるこの物質が明らかに増加しました。

つまり、suisonia 蒸気を吸入すると、病原体やがん細胞を敏感に感知できるようになることがわかったのです。

図表 12

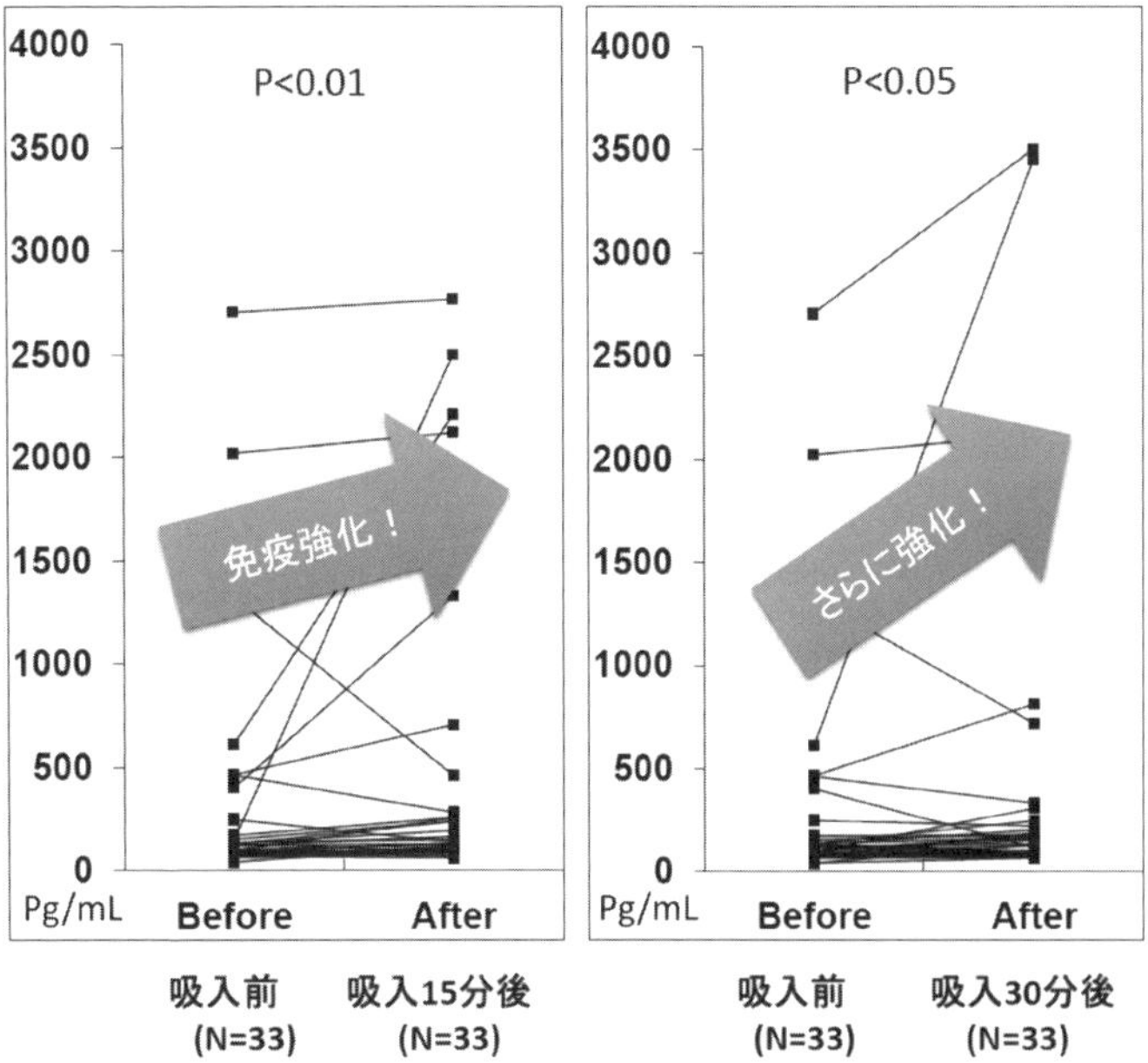

画像提供：MLS 研究所

図表 13

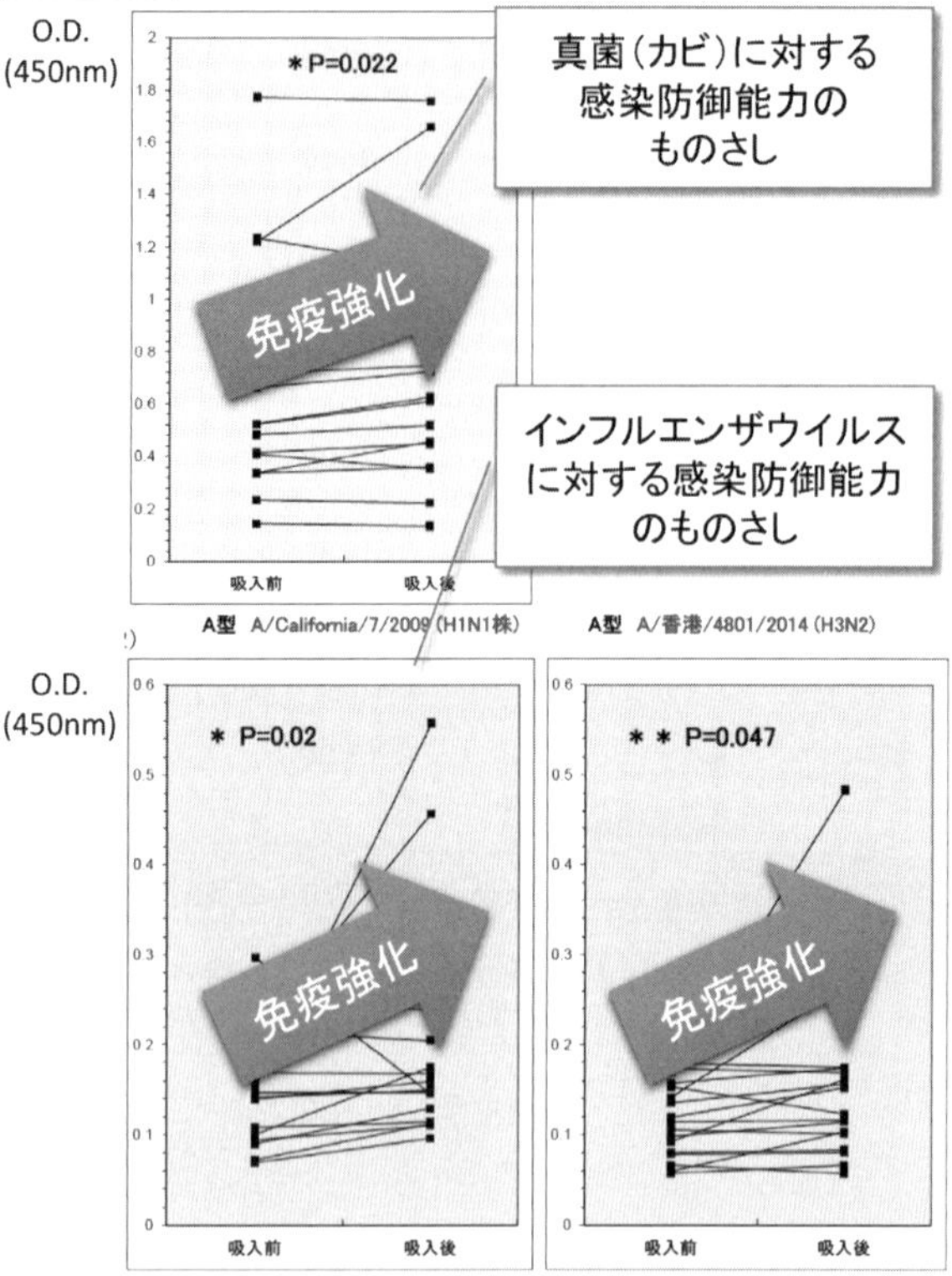

画像提供：MLS 研究所

免疫力の指標ではもう一つ「ＩｇＡ２抗体」と呼ばれる物質もsuisonia 蒸気を吸入すると増えることが判明しました。

この指標は感染の防御に関係するものです。カビやインフルエンザウイルスなどに感染しないよう、身体を守る免疫のはたらきと関係しているので、これが増えるということはそういった病原体に感染しにくくなるということを意味します。

図表12は実験の結果を示したものです。

いずれも、suisonia 蒸気を吸入する前と15分吸入した後に唾液に含まれる「ＩｇＡ２抗体」の量を測った結果です。

上段は真菌に対する「ＩｇＡ２抗体」、下段はそれぞれ型が違うインフルエンザウイルスに対する「ＩｇＡ２抗体」の量を示します。

どれもたった15分で明らかに増えているのがわかります。

suisonia 蒸気を吸入すれば、身体を守る基本中の基本である免疫力がそんなに短い時間で強化されるのです。

血管力をアップして病気を予防する

血管はその名の通り「血液が通る管」です。

人の体内には網の目のように血管が走っていて、その中を血液がスムーズに流れることで、栄養や酸素を隅々まで届けています。また、細胞の中で発生した老廃物も血液によって運ばれ、処理されます。

このように、人の身体にとって血管は非常に大切な「輸送ルート」なので、できるだけスムーズに血液が流れる状態を維持することが健康につながります。

劣化して狭くなったり固くなったりすると、血液がうまく流れなくなってしまい、身体のあちこちでいろいろな不具合が発生してしまいます。

そんな大切な血管が身体の中にどのくらいあると思いますか？

体内には直径数センチという太い血管から、糸よりも細い毛細血管までいろいろな太さの血管がありますが、その長さを合わせると、一人あたり10万キロにもおよびます。地球1周が4万キロですから、2周半もする長さです。

図表14

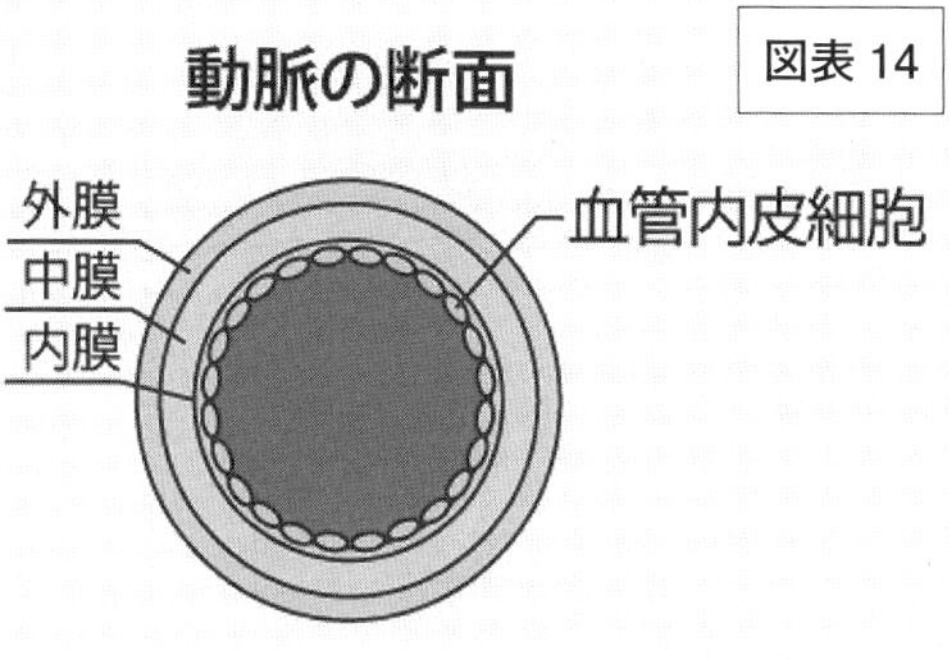

血管はホースのような単なる管に見えますが、実は図表14のような三層構造になっています。状況に合わせて広がったり狭くなったりすることで、血圧や血流量、体温などを調節しているのです。

血管がゴースト化する最大の原因は加齢。食生活の乱れや睡眠不足、運動不足などによっても促進される。

血管が劣化すると、柔軟性がなくなるのに加え、プラーク（コレステロールなどの脂肪からなる粥状動脈硬化巣）ができて血流を邪魔するようになります。これが動脈硬化です。

動脈硬化が進んだ血管では、血のかたまりである「血栓」ができやすくなり、しばしば血管が詰まってしまいます。

脳の血管が詰まれば脳梗塞、心臓の血管が詰まれば心筋梗塞など、命に関わる病気を発症することがあります。

最近話題になっている「ゴースト血管」も血管の劣化によって発生します。

非常に細い血管――毛細血管が詰まってしまい、血が流れなくなると、血管そのものがやがてなくなってしまいます。これが「ゴースト血管」です。

もともとあった血管がなくなるので、その血管のおかげで酸素や栄養素を得ていた細胞は死んでしまいます。すぐに大きな病気につながるわけではありませんが、美容によくないのはもちろん、血管のゴースト化が進むと、認知症や骨粗しょう症などのリスクが高まることがわかっています。

ですから、逆に言えば、そんな血管を健康な状態に保つ力――血管力をアップすれば、身体や心を健やかに保つことが可能です。

血管を守ることで、さまざまな病気を予防できるのです。

suisonia蒸気で強くしなやかな血管に

suisonia蒸気にはそんな大切な血管を守るはたらきがあります。

池脇教授が行った実験では、吸入することで血管に関係する指標の量が変化することが確認されました。

【観察できた変化（suisonia 蒸気を90分間吸入後）】

①可溶性 CD106（sVCAM-1）の産生

sVCAM-1 の変化は血管内皮細胞の状態を把握する指標です。sVCAM-1 が血液中に増えたことで、血管内皮細胞が活性化されたことを意味し、より健康な状態になったと考えられます。

②硝酸イオン（NO3-）の産生

血管を柔らかくしなやかにして、拡張を促す物質です。この物質が増えると、高血圧によって血管が傷つくのを防げます。

③アンギオテンシンⅠ転換酵素（ACE）活性抑制

血圧の上昇に関係する物質です。活性が抑制されると、高血圧になるのを防げます。

図表 15

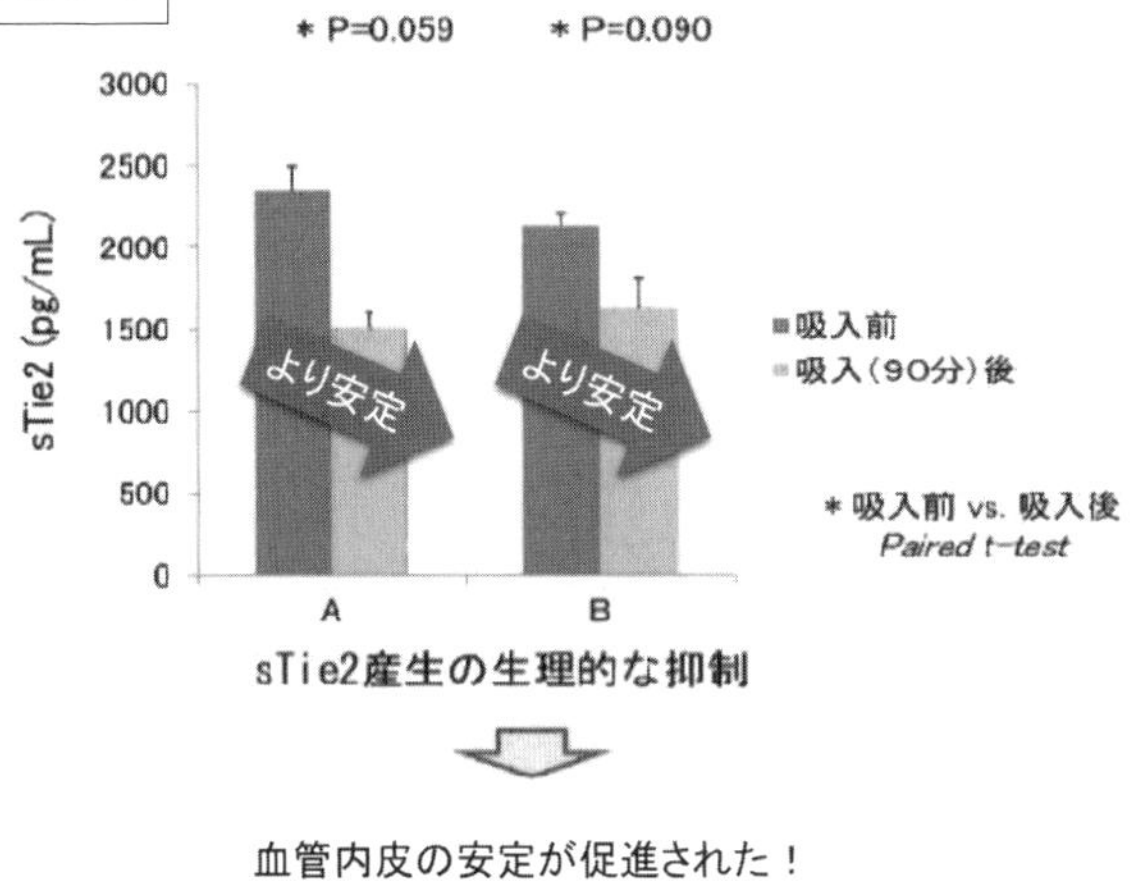

※池脇信直教授が作成した資料を基に作成

④可溶性 Tie2（sTie2）産生抑制

細胞に接着して血管を強く安定的な状態にしてくれる物質 Tie2 が存在しています。可溶性 Tie2 を抑えれば、Tie2 の壁細胞への接着が促進されたことを意味し、内皮細胞の強化につながります。

suisonia 蒸気を吸入

すれば、こういった変化によって、血管の老化を抑えられるはず――実験を行った池脇教授はそう分析しています。

炎症を抑えていろいろな病気を予防する

炎症は身体の一部が赤くなって腫れたり、熱を持ったり、痛みを感じたりする状態のことです。

身体のほとんどの部分で起き、ニキビのように外から見えるものもあれば、肺炎や胃腸炎のように見えないものもあります。

もともと炎症は身体を守るための仕組みです。細菌や有害物質、壊れてしまった細胞を素早く体内から取り除くために発症するのが炎症なのです。

たとえば、転んで膝をすりむいた時に、傷のある部分が赤く腫れたり、膿を持ったりすることがあります。

これは傷から体内に入った細菌などが引き金になって、「炎症性サイトカイン」と呼ばれる物質が分泌されることで起きる現象です。「炎症性サイトカイン」には細菌を退治する免疫細胞を集めるはたらきがあります。炎症が起きている部分では集まってきた免疫細胞が細菌などの病原体と戦っているのです。

ちなみに、膿は細菌と闘って死んでしまった免疫細胞の残骸です。

そんな炎症ですが、ひどくなりすぎたり、長く続いて慢性化したりすると、いろいろな問題につながることがあります。

たとえば、肺炎がひどくなると、呼吸ができなくなって死亡することも珍しくありません。

また、炎症が慢性化すると、自己免疫性疾患やがん、メタボリックシンドローム、アルツハイマー型認知症などさまざまな病気をも

炎症が起きるのは活性酸素が原因。体内に侵入した異物を取り除くために活動する免疫細胞が活性酸素を大量に作ることで炎症性サイトカインが分泌される。

たらすこともあります。

炎症が健康トラブルの隠れた原因になっていることは少なくないのです。

中には体内で起きていて、実はほとんどなにも感じていない炎症もあります。そのまま放置していると、知らず知らずのうちに病気になるリスクがだんだん進行するため、とても怖い状態です。

最近では、炎症を慢性化させずに抑えることで、いろいろな病気を予防できることがわかっています。

suisonia 蒸気で炎症を抑えられる

炎症を抑える方法は昔から研究されてきました。

「冷やす」「薬（消炎鎮痛剤）を使う」というのが炎症を抑える二大治療法です。ただし、どちらも効果は限られていますし、副作用もあります。

たとえば、皮膚や筋肉、関節の炎症は冷やせば軽減できます。打撲した場所に氷のうを当てるのは炎症がひどくなるのを防ぐためです。

効果のある方法ですが、内臓など身体の内側の炎症には使えません。また、冷やしっぱなしというわけにはいかないので、長く続く慢性の炎症には不向きです。

そこで、使われるもう一つの手段が消炎鎮痛剤の使用です。ところが、この方法にも問題があります。一定の安全性は確認されていますが、それでも薬には副作用があります。

長く使い続けると、いろいろな問題が出てくるので、慢性の炎症にはやはり向いていません。

図表 16

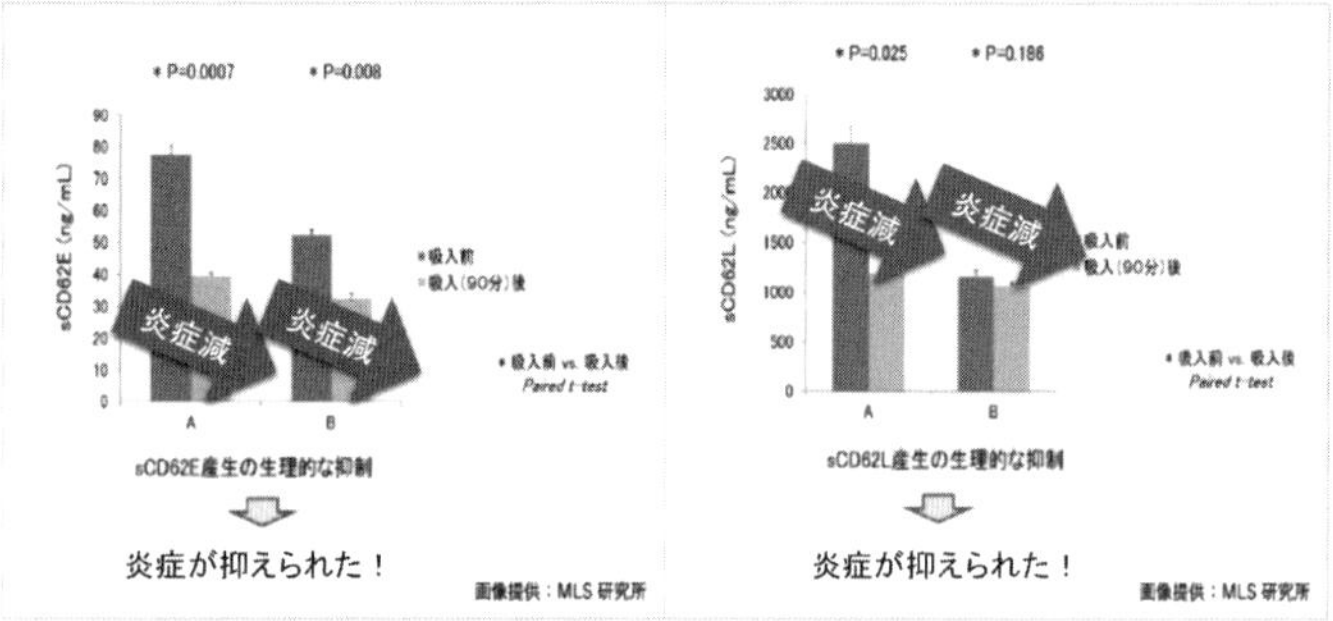

※池脇信直教授が作成した資料を基に作成

suisonia 蒸気にはそんな問題を起こさず、適度に炎症を抑えるはたらきがあります。

池脇教授が行った血液検査でも、炎症に関係する物質の減少が確認されました。

【suisonia 蒸気を吸入した後に血液の中から減少した物質】

◆ sCD62E・sCD62L

◆ sCD44・sCD54

それぞれ、糖尿病や関節リウマ

チ、がんなどによって炎症が起きると増える物質です。

図表16で示した通り、suisonia 蒸気を90分間吸入すると、吸入前に比べて大きく減ることが確認されました。

つまり、suisonia 蒸気を吸入することで、炎症が抑えられたということがわかります。

suisonia 蒸気の効能①
：ストレスが健康におよぼす悪影響を抑える

ストレスは人が病気になる原因の９割を占めると言われます。

とはいえ、人が生きていく中で、ストレスを感じずに暮らすのは不可能です。一般にストレスというと精神的な問題をイメージしますが、その他にも暑さや寒さ、化学物質の影響、疲れや痛みなど、人が負担だと感じる刺激のすべてを指す言葉です。

ストレスを感じると、人の身体は副腎から「抗ストレスホルモン」と呼ばれるホルモンを分泌します。

その名前の通り、ストレスの悪影響を抑えるために分泌されるのですが、この時、活性酸素も一緒に作られてしまいます。

第1章で紹介した通り、活性酸素はさまざまな病気の原因になる物質です。ストレスが病気につながるのは活性酸素の大量発生を引き起こすからなのです。

還元力が強い水素を含むsuisonia蒸気には活性酸素を抑えるはたらきがあります。ストレスを感じた時に体内に取り入れれば、細胞の酸化を防ぎ、病気を予防することができます。

suisonia 蒸気の効能②：疲労回復を早める

激しい運動をしたり強いストレスを感じたり、作業を長く続けたりすると疲労を感じます。ちゃんと休息をとれば回復しますが、頑張り続けてしまうと、身体の機能が低下して病気になってしまうこともあります。

人が疲労を感じるのは「疲労因子（ファティーグ・ファクター＝ＦＦ）」と呼ばれる物質が体内に発生するからです。

身体に負荷がかかると、体内で大量の活性酸素が発生し、細胞が酸化されてしまいます。酸化された細胞が出す老廃物に反応して、体内で増えるのがＦＦです。

ＦＦには細胞を壊してしまう毒性もあるので、人の身体には修復

一昔前まで、疲労は乳酸がたまるせい、と言われていたが、最近では FF が原因だと判明している。

するための仕組みも備わっています。

ＦＦが体内で増えると、「疲労回復物質（ファティーグ・リカバリー・ファクター＝ＦＲ）」と呼ばれる物質が分泌されて、疲労からの回復を助けるのです。


suisonia 蒸気は疲労と回復に関わるこの仕組みの中で、二つの大きなはたらきをします。

一つは疲労の軽減。還元力が強い水素によって活性酸素を減らすことができるので、細胞が酸化されるのを防ぎ、疲労を予防することができます。

もう一つはＦＲの分泌促進。年齢と共に、ＦＲの分泌が遅くなり、量も足りなくなります。歳をとると疲れやすいのはそのためです。suisonia 蒸気を取り入れれば、活性酸素の悪影響が減少して細胞が元気になるので、ＦＲを分泌する能力がアップします。若いときと変わらない早さで疲労を回復できるようになるのです。

suisonia蒸気の効能③：お酒やたばこ、食品添加物の害を抑える

お酒は適量であれば薬にもなる、と言われますが、少し量が増えると、やはり身体にとっては有害です。

たばこにも一定のストレス解消効果があります。ただし、こちらはお酒に比べてさらに害が大きいので、最近ではほとんどの医療関係者が禁煙を強く勧めています。

普段、どうしても体内に取り入れてしまう有害物質にはもう一つ、食品添加物があります。味や食感を整えたり、保存期間を延ばしたりするために、食べ物に加えられる物質です。

もちろん、いろいろな実験を重ねて、「大量に採らなければ問題

食品添加物の中には安全性が確認されているものもあるが、柑橘類に使用されている防かび剤など発がん性が指摘されているものも少なくない。

ない」ということが明らかになっていますが、中には一定の毒性があるとわかっていながら使われているものもあります。

お酒やたばこ、食品添加物などが身体に害をおよぼすのは、いずれも活性酸素を大量に発生させるためです。

お酒は体内でアセトアルデヒドという有害な物質に変わり、ミトコンドリアで水と二酸化炭素に分解されます。その過程で大量の活性酸素ができてしまいます。

たばこも同じく、活性酸素を大量に生み出します。８５０℃以上にもなる火口が酸素と反応することで活性酸素が発生します。また、喫煙によって喉や気管に慢性的な炎症が起きることが多く、この炎症によって活性酸素が発生することもあります。

食品添加物の場合は肝臓で分解される時に大量の活性酸素が発生します。

飲酒や喫煙、食品添加物入りの食料を食べることはどれも避けるのが簡単ではありません。

健康を意識している人の中にも「禁酒禁煙や食べ物を気にすることがストレス」という人もいます。

suisonia蒸気を習慣的に吸入すれば、そういった辛い我慢をしなくても、有害物質による問題を減らすことができるのです。

suisonia蒸気の効能④：腸内フローラを改善して心身の健康を整える

腸のはたらきは食べたものを消化して吸収することだと長く考えられてきました。もちろんそれも大切な役目ですが、最近では他にもいくつか重要な役割を担っていることがわかってきました。

たとえば、腸には次のようなはたらきがあります。

◆免疫を整える

身体にとって異物である食べ物やそれに混じって細菌類が常に入ってくる腸には全身の6割もの免疫細胞があります。ですから、腸には病気にならないよう免疫を高めたり、アレルギー症状が起きないよう免疫をコントロールしたりするはたらきがあるのです。

◆心の状態を整える

緊張するとお腹の調子に影響する人が多いことでもわかる通り、腸は心の状態と強く関係しています。

また、腸には脳内物質の一つである「セロトニン」の材料を作るはたらきがあります。「セロトニン」は神経に作用して緊張や興奮を抑える大切な物質です。
心が健康でいられるのは腸がちゃんと役割を果たしているおかげです。

◆肥満や痩せすぎを防ぐ

栄養分の消化・吸収や脂肪の蓄積には腸の状態が強く関わっています。腸を健康な状態に保つことで、適切に栄養分を吸収したり、脂肪の貯めすぎを防いだりすることができます。

こういった腸のはたらきに大きく影響しているのが腸内に住む細菌です。

私たちの腸内には１００兆個以上もの細菌が生息しています。種類も１０００種以上と豊富ですが、主に人にとって良いはたらきをしてくれるものを「善玉菌」、悪いはたらきをするものを「悪玉菌」

腸は単なる消化器官だと思われていたが、近年になって、感情にも深く関わっていることがわかってきた。そのため、「第二の脳」などとも呼ばれる。

と呼んでいます。

腸内にはさらに、数が多い細菌の味方をする「日和見菌」と呼ばれる細菌も生息しています。これらがお花畑のように群生しているので、腸内の細菌の集団を「腸内フローラ（お花畑）」と呼んだりします。


suisonia蒸気を吸入することで、この「腸内フローラ」を善玉菌が多い状態へと導くことができます。

善玉菌の多くは水素が多い環境を好むためです。suisonia蒸気の吸入により、腸内の環境を整えれば、善玉菌が増え、日和見菌も善玉菌の味方をする理想的な状態に近づけることができるのです。

suisonia 蒸気の効能⑤
：お肌をきれいにして薄毛を改善する

若々しい外見を保つことは心を元気に保つことにもつながります。外見に自信があると、いくつになってもものごとを前向きに考えたり、積極的に行動しやすかったりするものです。

suisonia 蒸気にはそんな外見の健康を向上する効果があります。

お肌の状態は外見に関わる大きな要素です。シワやシミが多いと、老けて見えてしまいます。

シワが増えるのは皮膚のコラーゲンが減って弾力を失っていくためです。たんぱく質の一種であるコラーゲンは皮膚の「土台」を形作る大切な成分ですが、紫外線や喫煙、精神的なストレスなどによって活性酸素が増えると、簡単に酸化して壊れてしまいます。

その結果、どんどんシワが増えてしまうのです。

シミも同じく、活性酸素のせいで増えていきます。紫外線を浴びると、お肌ではメラニン色素が作られます。そのメラニン色素が活性酸素と反応して酸化すると、シミとしてお肌に定着してしまうのです。

suisonia 蒸気を吸入すれば、活性酸素を効率よく減らせるので、シワやシミを防ぐことができます。


男性に多い薄毛にも、活性酸素が関係しています。健康に悪い生活習慣や精神的なストレスなどによって活性酸素が増えると、髪の毛を生み出す毛母細胞が酸化して傷ついてしまいます。

また、増えた活性酸素を分解するために人の身体は大量の抗酸化物質を作ろうとします。抗酸化物質の材料に使われるアミノ酸は髪の毛の原材料でもあるので、活性酸素が増えると毛髪をつくるための栄養素が足りなくなってしまうのです。

活性酸素はさらに、頭皮の脂質を酸化して、粘度の高い酸化脂質を作り出します。この酸化脂質が毛穴に詰まることで、毛母細胞が弱り、新しい毛が生えにくくなります。

suisonia 蒸気を吸入すれば、薄毛の原因になる活性酸素を抑えられます。

さらに、血管力がアップし、頭皮の血流量が増えるので、毛が生えやすい環境を整えて、薄毛を改善することができるのです。

suisonia 蒸気の効能⑥
：脳卒中の予防と治療効果アップ

脳の血管が破裂したり、詰まったりすることで、脳細胞がダメージを受けるのが脳卒中です。

第2章で紹介したように、脳卒中はもともと活性酸素が大きな原因となって発症します。ですから、suisonia 蒸気を体内に取り入れることで、予防することができます。

脳卒中を発症してしまった人の治療についても suisonia 蒸気は有効です。

脳卒中が起きて血液が届かなくなると、脳神経細胞はすぐに壊れてしまいます。壊れた脳の神経細胞からは活性酸素が大量に分泌されるため、脳はさらにダメージを受けます。

また、ダメージを受けた細胞を処理するために集まる免疫細胞が活動すると、細胞をサビさせる力が非常に強い活性酸素が発生します。

suisonia 蒸気を吸入すれば、そういったダメージを減らして、治療の効果を高めることができます。

水素には「とても小さいので、脳のあらゆる部分に届く」という利点もあります。脳の血管には特別な「関所」があるため、薬の中には脳細胞にたどり着けないものもあるのですが、水素は人の身体を透過できるほど小さいので、傷ついた細胞や酸化した細胞にちゃんと運ばれて、効果を発揮することができるのです。

suisonia 蒸気の効能⑦：スタミナの向上

年齢とともに落ちていくのがスタミナ。「無理が利かなくなった」「すぐに疲れてしまう」――中高年層になると、そんなスタミナ面の悩みを抱えがちです。

スタミナは「持久力」や「精力」などを総合的に表す言葉で、ミトコンドリアのはたらきと密接に関係します。

体内のエネルギー工場であるミトコンドリアは歳をとると減っていきます。そのため、加齢とともにスタミナが低下してしまうのです。

suisonia蒸気には第2章で解説したように、ミトコンドリアの働きを活性化する作用があります。

吸入することでエネルギーのもとであるATPをより効率よく作れるようになるので、スタミナアップが期待できるのです。

suisonia蒸気の効能⑧
：身体が健康になろうとする力の強化

ミトコンドリアで作られるATPはあらゆる活動のエネルギーの源です。筋肉を動かしたり、なにかを考えたりする時はもちろんですが、身体が健康な状態を保つために必要とする活動もＡＴＰがエネルギーの源です。

たとえば、細菌やウイルスの感染を防ぐためには多くの免疫細胞が連携してはたらきます。傷ついた部位を治癒するためには細胞の再生が必要です。

そういった活動に必要なエネルギーはすべてＡＴＰによってもたらされます。

ですから、suisonia 蒸気を吸入することで、ＡＴＰを効率よく作り出せれば、免疫力や治癒力の強化につながります。身体が健康になろうとする力を強めることができる、と考えられるのです。

コラム②

【suisoniaには新型肺炎の予防効果が期待できる】

本書を出版する直前、宮崎県延岡市である緊急の集まりが開催されました。集まったのは本書のテーマでもあるsuisoniaを提供する会社の方たちおよび、本書の監修を担う池脇信直教授。

主な議題は「新型コロナウイルス感染症に対するsuisoniaの効果について」でした。

ご存じの通り、中国で生まれたと言われる新型コロナウイルスは数か月のうちに世界中に広がりました。

この原稿を執筆している２０２０年３月時点、日本国内はもちろん世界中で感染者数が増え続けています。

インフルエンザに比べて感染すると重症化する割合が高く、亡くなる人も少なくありません。中国では死亡者数３０００人以上、イタリアでは約２０００人と報告されています。

多くのイベントが中止になったり、株価が大幅に下落したりと、日常生活や経済に与える影響も深刻です。

そんな中、新型コロナウイルスに対して、

本書のテーマであるsuisonia蒸気はどのような効果を発揮できるのか？

結論からいうと、本書の監修者でもある池脇教授の考えは「一定の予防効果があるはず」というものでした。

ウイルスは細菌などとは違って、自力で増えることはできません。他の生き物の細胞内に進入し、宿主となる生物の代謝系を利用して自身のコピーを大量に作らせ、細胞を壊して飛び出し別の細胞に感染する、というやり方で増殖します。

suisonia蒸気にはウイルスの生活環（吸着したり増殖したりする一連の仕組み）を阻止する作用があると考えられます。

①鼻粘膜や喉、上気道の粘膜を保護する

suisonia蒸気には水蒸気が大量に含まれています。そのため、鼻からカニューラで吸入することで、鼻や喉、気管などの粘膜を潤して、ウイルスが吸着しないよう保護することができます。

特に新型コロナウイルスはそういった部位の粘膜細胞に吸着する性質があるので、水蒸気による保護はとても効果の大きな予防法です。

②免疫力の強化

suisonia 蒸気を吸入することで、免疫力が強化されることがわかっています。免疫力が高く保たれていれば、ウイルスが体内に入っても増えるのを抑えたり発症を防いだりすることができます。

こういった健康効果から、たとえ新型コロナウイルスに感染したとしても、suisonia 蒸気を日常的に吸入していると、感染・発症を抑える効果が期待できる、というのが池脇教授の見解でした。

ちなみに、免疫の専門家である教授は「感染症はいずれおさまります」と言います。

ウイルスが広がれば、免疫を持つ人が増えるためです。すなわち、ウイルス感染に対するワクチン効果が期待できるようになります。

時間が経過すれば、ほとんどの感染症は終息するのです。

冷静な対応とそれにつながる正しい知識が新型コロナウイルスによる感染被害を拡大しないためのカギ、と言えるかもしれません。

第4章

水素でがんは治るか？転移を抑え死滅させる

人はなぜがんになるのか？

日本人の2人に1人ががんになり、3人に1人はがんで亡くなると言われます。

世界では心臓病が死因のトップですが、日本では長くがんがトップです。急速な高齢化や、医療技術が発達しているので他の病気ではなかなか亡くならないことなどがその理由だと言われます。

最近では治療技術が進歩したので、治る人がずいぶん増えましたが、それでもなお、がんは治すのが難しい病気なのです。

がんは遺伝子の異常が重なることで起きる病気です。人の細胞は常に分裂して新しい細胞を作りだし、古い細胞と入れ替わっていきます。この時、細胞の設計図である遺伝子が傷ついていると、異常な細胞が生まれてしまいます。これががん細胞のもとです。

図表 17

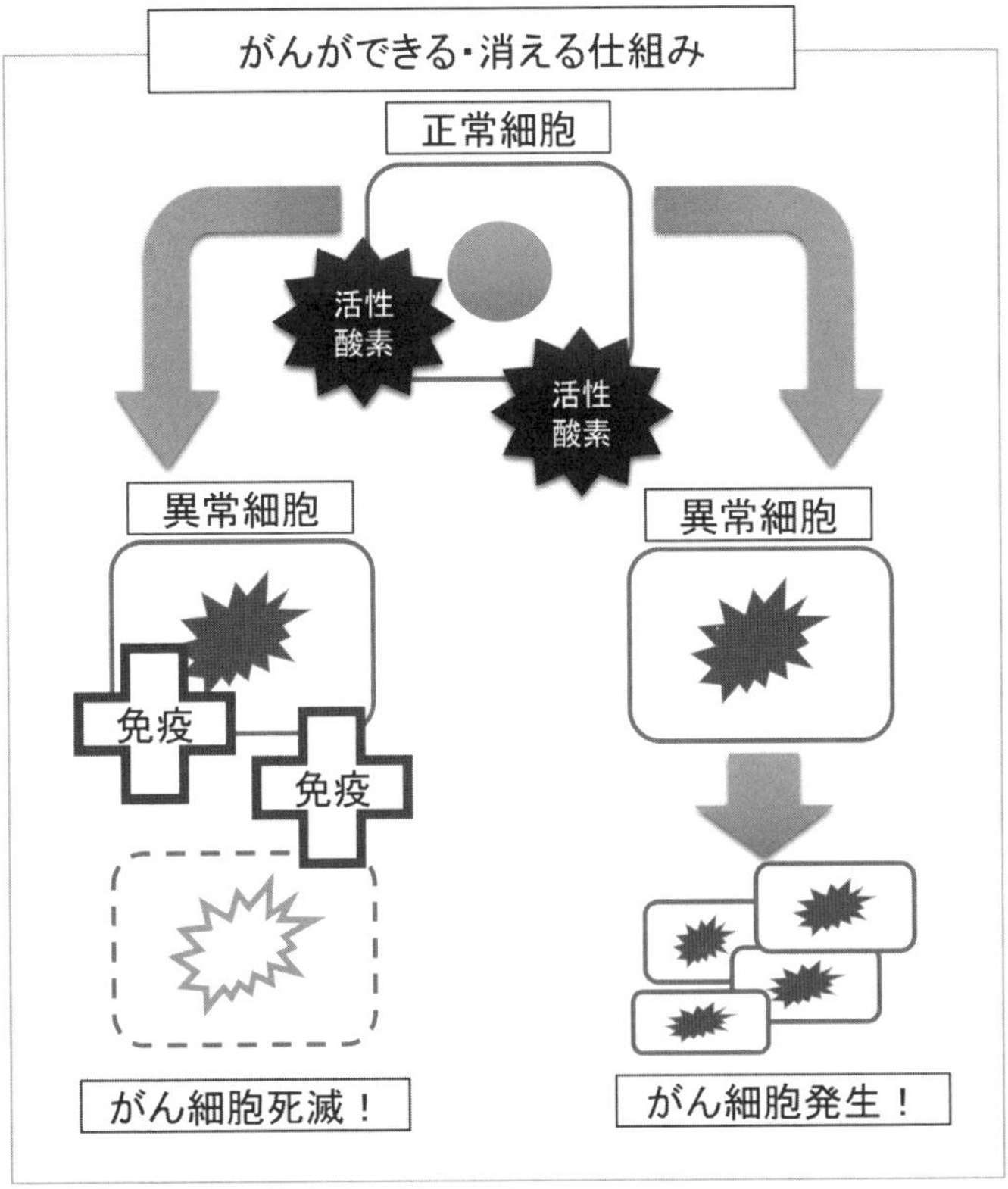

高齢化により、日本国内ではがんになる人が増え続けている。ただし、医療技術が進歩したため生存率は高くなっており、2005 年～ 2015 年の間に 75 歳以上のがん死亡率は 15.6％減少した。
https://ganjoho.jp/reg_stat/statistics/stat/annual.html

遺伝子が傷つく原因はいろいろあります。ストレスや不健康な生活習慣、炎症などさまざまな要因で活性酸素が発生すると、遺伝子がダメージを受け、がんのもとになる細胞が一定の割合でできてしまうのです。

ですから、人の身体の中では毎日数千個ものがん細胞ができていると言われます。

ちょっと怖い数字ですよね。

でも、ご安心ください。がん細胞ができたからといって、すぐにがんになるわけではありません。

これまでも説明してきた通り、人の身体には免疫——体内にある悪いものを取り除く仕組みがあります。免疫はがん細胞にも有効なので、身体の中にできたがんのもとになる細胞は通常、この仕組みによって退治され、増えることはありません。

増えるのを止める遺伝子や異常な細胞を「自殺」させる遺伝子がはたらいたり、異物を食べる細胞に食べられたりするので、増えることはできません。

つまり、人は毎日、新たに発生するがん細胞と闘って「全勝」することで、がんを発症することなく、健康に暮らしているのです。

免疫が弱るとがんになりどんどん悪化する

免疫がちゃんと機能している人の体内では、がんのもとになる細胞はなかなか増えることができません。発生したがん細胞を免疫系がすぐに見つけて退治してしまうからです。

でも、免疫がなんらかの理由で弱まると、がん細胞は増えやすくなります。

もともとがん細胞には普通の細胞より増えやすいという特徴があ

ります。通常の細胞は分裂する回数が決まっていますが、がん細胞には回数制限がないので、免疫の歯止めがなくなるとどんどん増え始めるのです。

がん細胞が増えてかたまり状になったものを腫瘍と呼びます。腫瘍には増えるためのさまざまな仕組みが備わっています。

たとえば、がん細胞は大量のエネルギーを必要とするので、腫瘍は新しい血管をどんどん作ります。エネルギーの補給路である血管を増やすことで、酸素や栄養素を効率よく取り込み、がん細胞の分裂をさらに促進するのです。

がん細胞は増えるにつれて、免疫を抑える能力も身につけていきます。免疫をコントロールする細胞の中にはアクセル役とブレーキ役があるのですが、このうちブレーキ役としてはたらく「制御性T

リンパ球」と呼ばれる細胞の作用を利用して、免疫から自分の身を守ることができるのです。

もともと、ブレーキ役の細胞が人の身体に存在するのは、免疫が強くなりすぎて、自分の身体を攻撃しないよう、バランスをとるためです。

ところが、がん細胞はこのブレーキ役細胞を活性化し、増やすことで、免疫系からの攻撃を回避するのです。

いったん大きくなってしまった腫瘍がなかなか治らないのはそのためです。

がん細胞にはさらに「転移する」という特徴もあります。

一般的な細胞は特定の場所でしか生きていけません。「筋肉の細胞が脳に移動してそこで増える」というようなことは通常あり得ないのです。

がんが免疫を抑えるはたらきに作用することで、治療する薬がオプジーボ。本庶佑教授はこの薬の開発につながる発見でノーベル医学生理学賞を受賞した。

ところが、がん細胞は活動する場所をあまり選びません。

たとえば、骨にできたがん細胞がある程度増えると、もとあった場所を離れて血管の中に入り込み、他の場所――たとえば肺などに移動して、そこで新たに増え始めることがあるのです。

これが「転移」です。

こんな風にしてがん細胞が体内のあちこちに散らばってしまい、大きな腫瘍がいくつもできてしまうと、治療はとても難しくなります。

身体中に多数できた腫瘍を手術で取り除くのは難しい上、放射線や抗がん剤などの効果もあまり期待できません。

進化するがん治療とその限界

治療が難しく、いったん進行してしまうと、命に関わるケースが多いがんですが、治療の技術は近年、大きく進歩しています。

がんの治療法は主に３つあります。腫瘍を切り取る「手術」と、放射線でがん細胞を破壊する「放射線治療」、それに薬でがん細胞を死滅させる「抗がん剤治療」です。

それぞれの治療法にはメリットとデメリットがあります。

①手術

がん細胞を全部切除できれば、とても効果の大きい治療法です。

ただし、あちこちに転移している場合や、重要な臓器に腫瘍が食い込んでしまっている場合には切除できないこともあります。

また、身体の一部を切り取ることになるので、肉体的な負担が大きいのもデメリットです。

②放射線治療

がん細胞に放射線を当ててDNAに傷をつけることで、がん細胞を壊す治療法です。電子線、X線、ガンマ線、陽子線、重粒子線などの放射線を使います。

手術のように患部を切除しないので、身体への負担が比較的小さいのが特徴です。

がんを治すために使われる他、がんの痛みを抑えるためにも使われます。手術や抗がん剤と併用されることもあります。

がんの種類によっては効きにくいものがある他、脱毛や粘膜炎、皮膚炎、潰瘍など放射線による副作用が起きることがあります。

③抗がん剤治療（化学療法）

薬によってがん細胞の増殖を抑えたり、がん細胞を壊したりする治療法です。全身に転移してしまい、手術ができないがんでも治療できます。

抗がん剤は現在１００種類以上あり、がんの種類や目的により使い分けられています。

最近では、オプジーボのように末期がん患者でも完治する可能性がある画期的な抗がん剤も登場しており、日進月歩で開発が進められている治療法です。

多くの抗がん剤は正常細胞まで攻撃してしまうので、吐き気や嘔吐、倦怠感、貧血、口内炎など、かなりひどい副作用が出ることがあります。

間質性肺炎など、命に関わる副作用が起きることもあり、その場合には薬が効いていても治療を中止することになります。

イギリスにおけるデータでは、抗がん剤を使う全身化学療法の後、30日以内に死亡した患者は乳がん3%、肺がん9%となっており、副作用の厳しさがうかがえる。

長期間使っていると、がん細胞が薬に対抗する力をつけてしまい、効果がなくなっていくこともあります。

このように、がんの治療法はいくつもあり、多くの場合はなるべく大きな効果が現れるよう、複数の治療法を組み合わせて使います。日進月歩で研究が進められているので、以前に比べてずいぶん治るケースが増えました。

ただ、それでも日本では3人に1人ががんで亡くなっており、治療にはまだまだ限界がある、と考えるべきでしょう。

suisonia 蒸気でがんを予防する

治療が難しいがんに対抗するいちばんよい方法はがんにならないよう予防することです。

予防には主に2つの段階があります。

予防①活性酸素を抑える

一つ目は身体の中で発生する活性酸素を抑える段階です。図表17で示した通り、がんのもとになる異常細胞は主に活性酸素が原因で発生します。

ですから、体内の活性酸素を減らすことができれば、その分、異常細胞の発生を抑えられます。

活性酸素はストレスや不健康な生活習慣などさまざまな原因で増えます。ですから、増やさないためには普段から「なるべくストレスを抱えない」「食事や運動、睡眠に気をつける」といった生活の工夫が大切です。

そこで役立つのがsuisonia蒸気です。suisonia蒸気に含まれてい

男性のがんの５割、女性のがんの３割は生活習慣や感染が原因と言われる。「禁煙」「節酒」「食生活の見直し」「運動」「適正体重の維持」が予防の５本柱。
https://ganjoho.jp/public/pre_scr/cause_prevention/evidence_based.html

図表 18

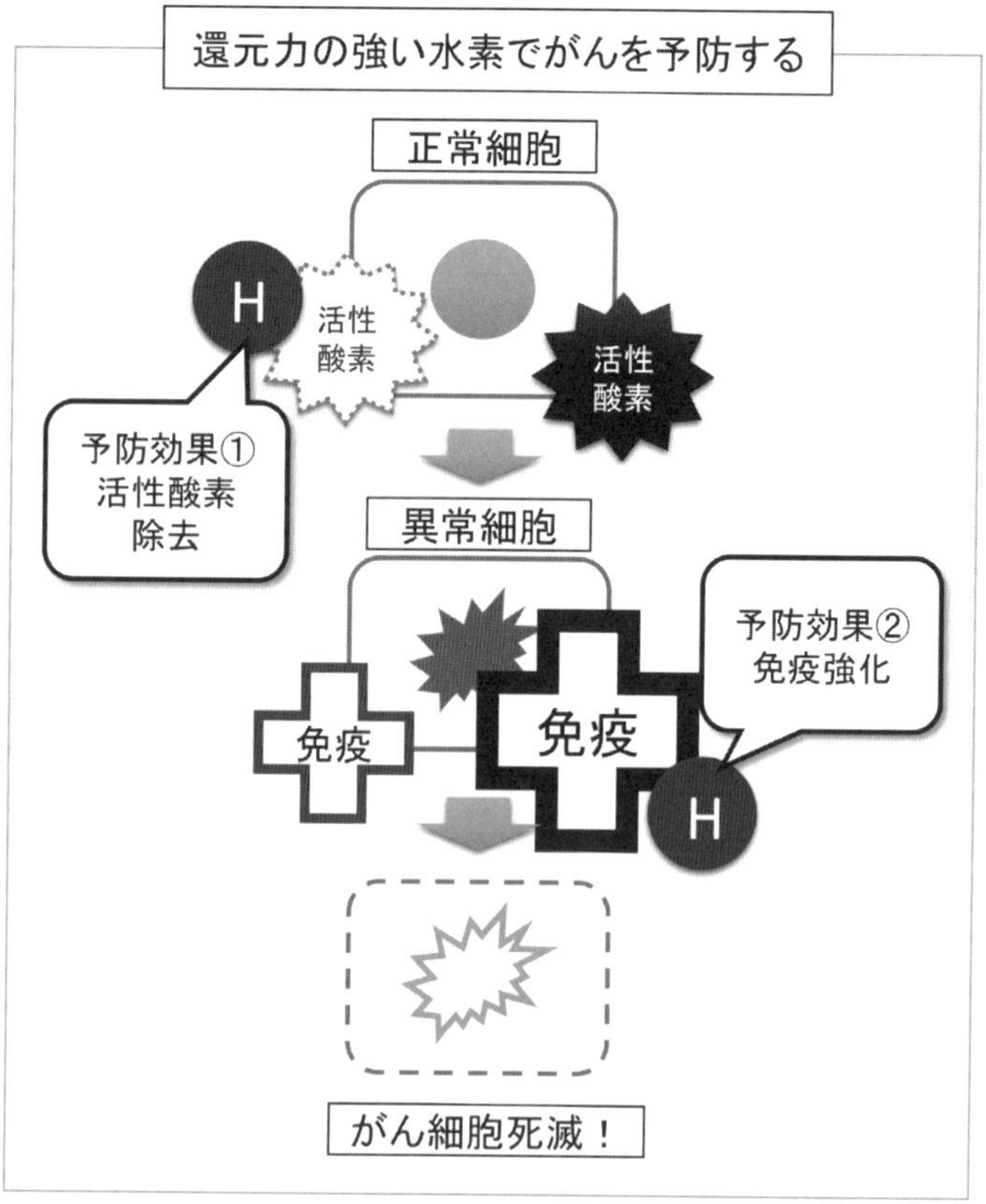
還元力の強い水素でがんを予防する
正常細胞
H
活性酸素
活性酸素
予防効果①
活性酸素
除去
異常細胞
免疫
免疫
予防効果②
免疫強化
H
がん細胞死滅！

る還元力の強い水素を取り入れることで、ストレスや不健康な生活習慣などによって増えた活性酸素を無毒化することができます。

正常細胞を傷つける活性酸素を減少させるので、がんのもとになる異常細胞の発生を減少させることができるのです。

普通の水素（分子の状態の水素）でも、ある程度の効果は期待できますが、suisonia 蒸気に含まれる還元力の強い水素は活性酸素にはたらきかける力がとても強いので、より強力な予防効果があります。

予防②免疫を強化する

もう一つの段階は免疫の強化です。異常細胞ができてしまっても、免疫がちゃんと機能していれば、がんになる前にがん細胞を死滅させることができます。

前章で解説した通り、suisonia 蒸気には免疫を強化するはたらきがあることがわかっています。

この力はがんに対しても有効です。

異常細胞になってしまった細胞が増えることなく「死滅」するよう導いたり、がん細胞を貪食《どんしょく》（食べること）したり攻撃したりする免疫細胞を活性化してくれるのです。

そんなsuisonia蒸気の力を活用してがんを予防するためには日々の小まめな吸入がカギになります。

普段から日常的に吸入していれば、体内の活性酸素が増えるのを抑え、免疫力を高いレベルで維持できます。

がんができにくい健康な状態に身体を保つことができるのです。

マウスの実験では肺への転移が抑えられた

　がんに対する水素の効果は最近になって医学的な研究が進みつつあります。

　以前は「治った人がいる」という情報をあちこちで耳にする程度でした。ただ、そういった噂では、がんの種類や患者の状態、どのようにして水素を摂取したのか、といったことがわかりません。

　何人の人が治療に水素を取り入れ、そのうち何人に効果があったのか、もわからないので、がんに対する水素の効き目を正しく評価するのは困難でした。

　ところが近年は医学者がいろいろな形で実験を行い、その結果を発表するようになっています。

　論文や書籍という形で発表されるケースも増えているので、客観的に評価できるようになってきたのです。
　その結果わかってきたのは水素にはがんを予防するだけでなく、がんを小さくする効果や、時には完全に死滅させてしまう効果がある、ということです。

図表19

後ろ足の骨（脛骨）に腫瘍を移植された
ヌードマウス

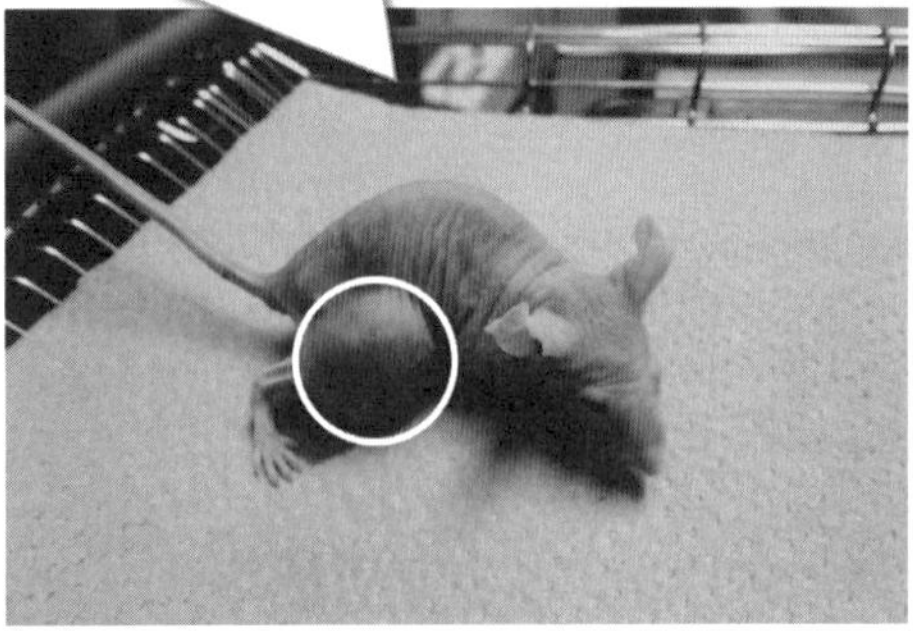

※前原准教授撮影

　もちろん、他の治療法と同じく、今の段階で全部のがんを治せるわけではありません。ただ、手術や放射線、抗がん剤といった治療と併用するなど、いろいろなやり方で、水素ががん治療に使われるようになり、その結果が発表されることで、新しい治療法の一つとして注目を集めるようになりました。

還元力が強い水素を含むsuisonia蒸気についても、研究が進められており、その一つに琉球大学の前原准教授が行ったマウスの実験があります。

実験の対象となったのはヌードマウスと呼ばれる特別なネズミです。特徴は名前の通り、全身に毛がないこと。さらに、免疫能が低いので、医学的な各種実験に利用されます。

前原准教授が行ったのは、このヌードマウスの後ろ足の骨に骨肉腫のがん細胞を移植して経過を観察するという実験でした。

マウスに移植されたがん細胞は肺に転移する性質が非常に強いもので、そのまま放置すれば、数日で１００％転移します。

がん細胞を移植されたマウスは合計10匹用意され、５匹ずつ２つ

ヌードマウスは免疫力が低いという特徴を持つ実験用のマウス。体毛がないので、この名前で呼ばれる。

図表 20

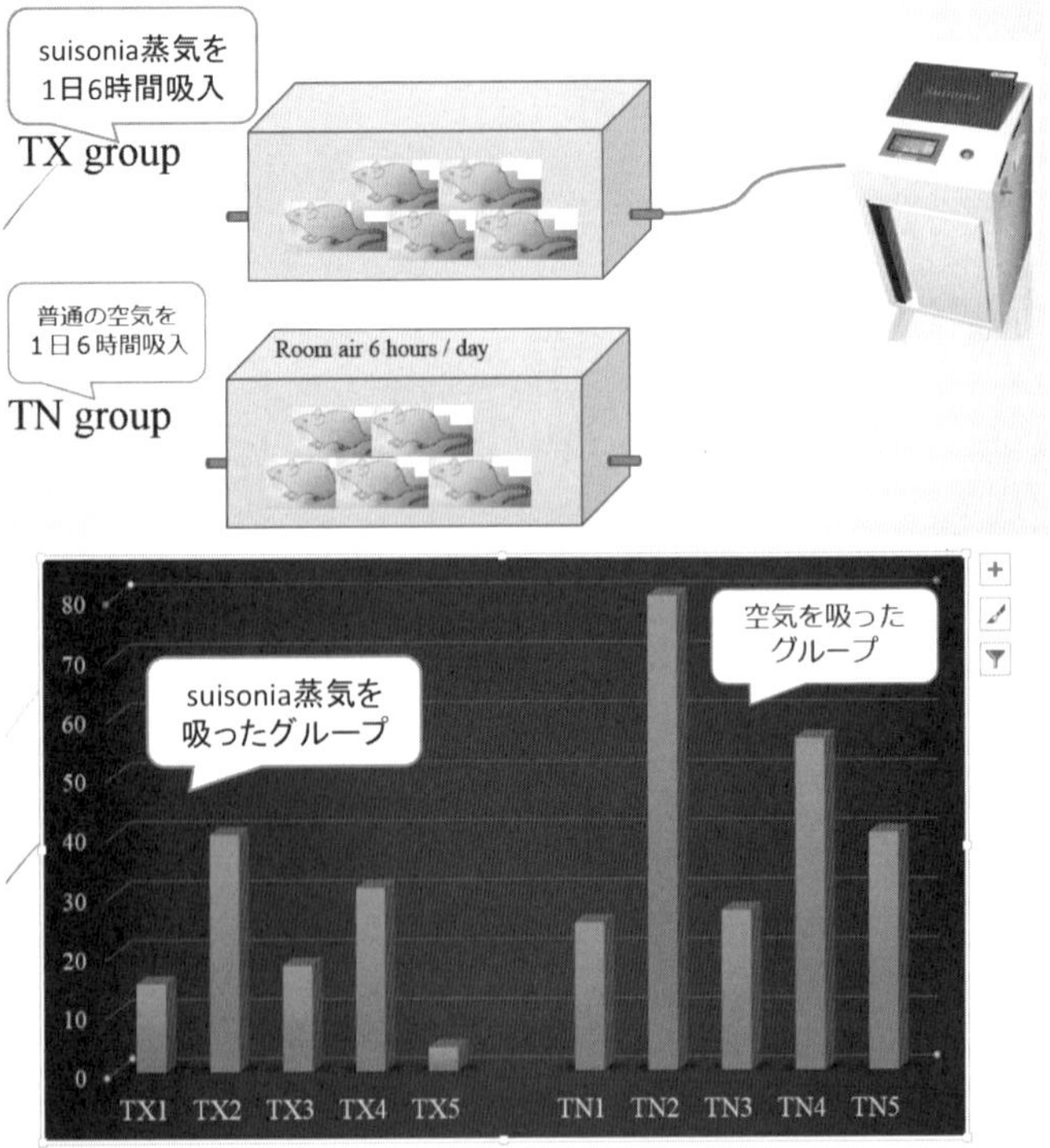

水素イオン吸入群で有意に肺転移数が少ない　$p < 0.1$

※前原准教授作成資料を基に作成

のグループに分けられました。

そうして一方のグループには suisonia 蒸気を１日あたり６時間吸入させ、もう一方のグループには普通の空気を吸入させたのです。

二つのグループを観察した結果、肺への転移について大きな違いが現れました。

suisonia 蒸気を吸わせたグループでは転移が非常に少なかったのです。

この結果について、前原准教授は「マウスが持っている免疫のはたらきでは説明できない」と言います。実験に使用したヌードマウスは免疫機能がもともと低下しているので、suisonia 蒸気によって免疫が強化されたわけではない、というのが前原准教授の分析です。

見えてきたのは「がんを直接抑えるはたらき」

「がん細胞を直接抑えるはたらきが suisonia 蒸気にはあるはず」マウスの実験から見えてきたのはそんな新しい可能性です。免疫を強化するだけでなく、がん細胞に直接はたらきかけることで、がん細胞が増えたり転移したりするのを抑制する効果が suisonia 蒸気にはある、と考えられます。

現在、suisonia 蒸気ががん細胞に与える効果については九州保健福祉大学の池脇教授が研究を進めており、今後、論文として発表される予定です。

現在はそのための地道な研究が続けられており、データが一つ一つ積み重ねられています。

抗がん剤や放射線治療の副作用を抑え効果を高める

がん治療における水素のはたらきとして、今もっとも注目を集めているのが、他の治療法との併用です。

前述した通り、がんを治療する場合にはたいてい、１つの治療法だけでなく、「手術後に抗がん剤を使う」「放射線で患部を小さくしてから手術をする」など、複数の治療法を組み合わせます。

その組み合わせの中に水素を組み入れることで、治療の効果を高め、副作用を減らせることがわかってきました。

抗がん剤や放射線には強い効果を求めるほど強い副作用が出やすい、という問題があります。よく効いて、腫瘍がどんどん小さくなっているのに、副作用が強すぎて治療を続けられないことも珍しくありません。

副作用が発生するのは主に活性酸素が原因です。抗がん剤や放射線で細胞が壊れると、大量の活性酸素が発生します。

この活性酸素が正常細胞を傷つけることで、さまざまな副作用が起きるのです。


だとすれば、活性酸素を抑えることさえできれば、効果の強い抗がん剤や放射線を使い続けられるはずです。

活性酸素をもっとも効果的に抑えられるのは水素です。

そう考えて、抗がん剤や放射線と水素を併用する医師が臨床の現場で少しずつ増えています。

既存の治療方法に水素を取り入れることで、これまでは治せなかったがんを治療できるケースが今後はどんどん増えていくと考えられます。

第5章

自力で「歩く」「食べる」運動能力維持は幸福の土台

運動能力を維持できたら「長寿」を楽しめる

欧米では歳をとると「私は幸福だ」と感じる人が増えます。高齢になれば、仕事の責任から解放されて「毎日が日曜日」になります。子供たちも大人になるので、子供の世話という大仕事もなくなります。

仕事や家族に制限されることなく、「明日なにをしてもいい」という毎日が続くのですから、幸福だと感じやすいのは当たり前です。

ただし、幸福であり続けるためには「なにをしてもいい明日」を楽しむための能力が必要です。

有り余る時間を有意義に使えなければ、とたんに自由は辛いものになります。

ベッドの上に縛られた状態で「なにをしても自由です」といわれ

ても、幸せになるのは困難でしょう。幸福であるためにはベッドから降りて、自由に行動できる能力が欠かせないのです。

具体的にいうと、「自力で移動する能力」と「自立して日常生活を送れる能力」を維持できたら、多くの人は幸せでいられます。一定以上の運動能力を保つことが「長寿」を楽しむカギなのです。

1人で出かけられたら社会と関われる

高齢ドライバーの危険性が最近よく話題になります。歳をとったら免許を返納するのが正しい行いのようにいわれていますが、それは少し乱暴な言いぐさだと私は思います。

大都市圏以外では公共交通機関はあまりあてになりません。国内にはバスしかない地域が非常に多いのですが、そのバスも1時間に

年齢が上がるにつれて、運動能力は低下する。要支援・要介護になる割合は75～79歳では7人に1人程度だが、85歳以上になると、2人に1人以上になる。

1本以下というケースが少なくありません。

また、大都市圏の公共交通機関も高齢者にとって使いやすいものとは言えないでしょう。長いホームを歩いて移動するのはたいへんです。揺れる車内で立ちっぱなしということだってあります。

自家用車以外の移動は高齢者にとって、とても負担が大きいのです。

ですから、運転をやめた高齢者は出歩く機会が大幅に減ります。

自由に移動できる時にはあまり意識しませんが、移動手段は社会と関わるための手段でもあります。

子供や孫の顔を見に行く。

友だちとお茶を飲む。

たまに外食を楽しむ。

趣味の集まりに出かける。

そんな、人と関わる機会をちゃんと確保するためには、自力での移動が大きな条件になります。

もちろん、子供や孫が家にやってきてくれることはあるでしょうし、友だちだってたまには訪ねてくれます。

でも、移動が一方通行になると、そんな機会が減ってしまうのはたしかです。

社会との関わりが薄くなると、人はあっという間に衰えます。

そのことを示す少し怖い統計もあります。

高齢者が運転をやめた場合、運転を続けた場合に比べて、要介護状態になるリスクが２倍も高くなるというのです（筑波大学市川政雄教授ら発表）。

運転をやめた高齢者は外出を控えるようになります。

社会と関わる機会が大幅に減ると、おしゃれをしたり、人と話を

免許返納が推奨されているが、自動車の運転をやめた高齢者は運転を続けた人に比べ、2.09 倍も要介護状態になるリスクが高い。

したり、といった脳を使う活動が減ってしまいます。その結果、それまで維持できていた能力を失ってしまい、介護が必要な状態に陥ってしまうのです。

日常生活動作ができないと自宅で暮らせない

移動と並んで大切な能力に「日常生活動作（ＡＤＬ）」があります。名前の通り、日常の生活を送るのに必要な動作のことです。布団やベッドからの起き上がり、お箸などを使っての食事、着替え、排泄、入浴、それに歩行や車椅子での移動など、人の手を借りずに生活するために必要な能力はけっこうたくさんあります。

それらを一人で賄えないと、誰かに助けてもらって暮らすことになります。

いわゆる「介護」が必要になるのです。

家族の事情は家庭によって違いますが、妻や夫、子供たちなどに支えてもらわなければ暮らせない状態は気持ち的にも辛いものです。

短い期間なら、家族もそれほど大きな負担だとは感じませんが、いったん介護が必要になった人がＡＤＬを取り戻すのはとても困難です。

介護を必要とする人が亡くなるまで、食事の世話をし、お風呂に入るのを手伝い、時にはおむつの交換をする家族の労力はたいへんなものです。

多くの人は家族と共倒れになるのを避けるため、自宅での暮らしを諦めて施設に入所せざるを得ません。

施設での生活を全否定するわけではありませんが、自分らしく幸福に暮らすのは難しいだろう、と私は感じています。

実際、私が取材した高齢者施設の経営者はそのことを正直に語ってくれました。

トラブルを避けるために、施設では入居者を管理します。お金を管理されるので、なにか買う時にも、いちいち申請しなければなりません。出入りできる時間が制限されている上、外出時には職員に申告する必要があります。

認知機能が衰えた人がお金を使いすぎたり、迷子になったり事故に遭ったり、といった危険を避けるために必要な決まり事なのでしょうけど、「外食もままならない」と嘆く高齢者が多いのは事実です。


なるべくなら、最後まで自宅で暮らしたい――本音ではそう思っている人が多いはず。それを実現するためには、ADLを維持し続ける必要があります。

移動やＡＤＬを支えるのは運動能力

どんな能力を使って普段暮らしているのか、元気なときにはあまり意識しないものです。

「駅まで歩けるのは○○のおかげ」

「自分で食事ができるのは○○の能力があるから」

そんな風に感じることは少ないですよね。

でも、たとえばうっかり転んで身体のあちこちを痛めてしまったら、普段使っている能力の素晴らしさに気づかされます。

「駅まで歩くのってこんなに大変だったのか」

「お箸を使ってご飯を食べられるのはすごいことだったんだ」

と、あらためて自分が持っている能力――運動能力の価値を理解できるはずです。

たとえば、移動にはいくつかの手段があります。徒歩、自転車、バスや電車などの公共交通機関、自分で運転する自動車などなど。それぞれの手段で移動するためにはいろいろな運動能力が必要です。

自宅から駅まで徒歩10分の道のりを歩ききるためにはまず、筋力が要ります。転んだりしないよう身体をコントロールする脳のはたらきも必要ですし、歩き続けられるようエネルギーを持続させる能力——持久力も欠かせません。

自転車ならもう少し高いレベルのバランス感覚が必要ですし、車を運転するなら、瞬時に状況を判断する脳の機能が必須でしょう。

お箸でご飯を食べるのにも、やはり運動能力が要ります。幼児や外国人がお箸を使う場面を見るとわかりますが、二本の棒を自在に操作するのは簡単なことではありません。

運動能力の維持は健康状態を維持するためにも欠かせません。

これまでに説明した通り、自力で移動できたり、ＡＤＬをちゃんと保てていないと、社会との関わりを失ってしまい、健康状態が悪化していきます。そうなると、さらに運動能力が低下し……という悪循環に陥ってしまうのです。

suisonia蒸気で運動能力がアップする

運動能力を維持する方法はすでによく知られています。

身体を動かすこと――できれば、ウォーキングなどの有酸素運動と腕立て伏せや腹筋などの無酸素運動の両方を生活習慣の中に取り入れることで、より高いレベルで運動能力を保てます。

とはいえ、誰でもできることではありません。

運動が苦手な人は少なくありませんし、ケガをしたり病気をしたりすると、身体を動かすのはたいへんです。

高齢になれば、運動することで腰や膝を痛めてしまうことも考えられます。心臓や肺などの病気を持っている人にとっては、運動が危険を伴うこともあります。

そこで、私が注目しているのが suisonia 蒸気のはたらきです。琉球大学の前原准教授が行った実験では、suisonia 蒸気を吸入したマウスは運動能力がアップすることがわかっています。

実験に使用したのはヌードマウスと呼ばれる体毛のないネズミです。

「suisonia 蒸気を1日6時間吸入させたマウス4匹」と「普通に飼

育したマウス４匹」について、５つの面から実験や評価を行った結果を紹介します。

【実験①：走力試験】

回して遊ぶホイールをどのくらいの頻度や速度で回すかを比較する試験です。

図表21で示した通り、ＣＸ群（suisonia 蒸気を吸入したマウス）は平均すると１分間に15回ホイールを回しましたが、ＣＮ群（吸入していないマウス）の平均は6回でした。

suisonia 蒸気を吸入したマウスの方が元気に活動し、持久力や走力が高いことがはっきりと現れた結果だと言えます。

有酸素運動の代表格であるウォーキングを続けることで、歩行能力や心理的な状態が改善される。ただし、筋力やバランス感覚には影響しない。

図表 21

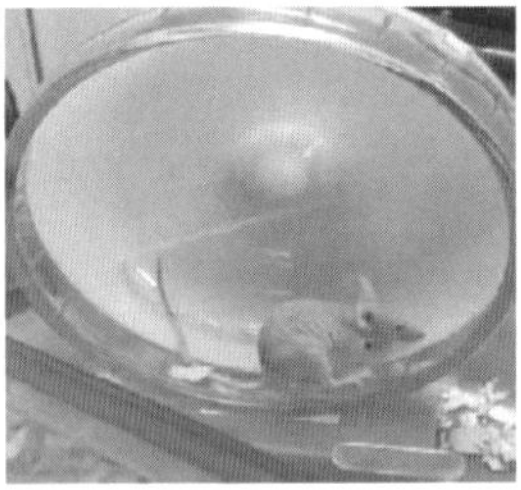

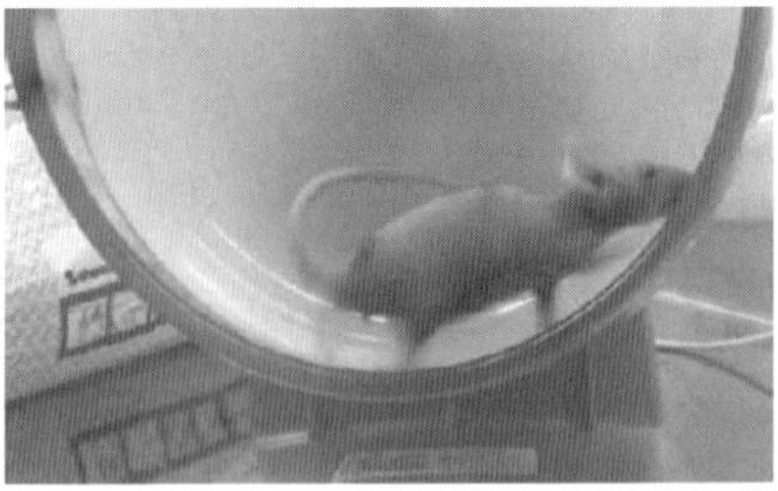

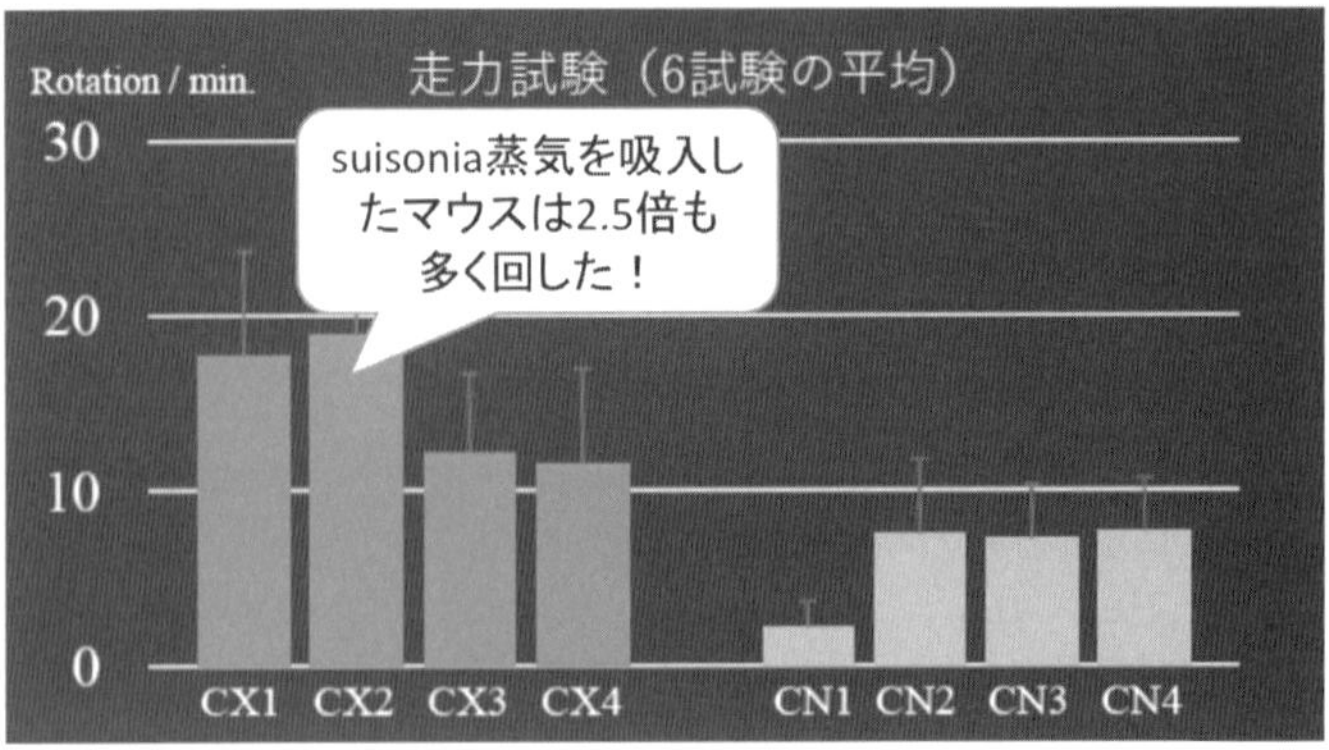

CX群：平均15回　CN群：平均6回

※前原准教授作成資料を基に作成

【実験②：筋力試験】

図表22のように、マウスをハシゴ状の器具にしがみつかせ尻尾を引っ張る実験です。どのくらいの強さまでマウスが頑張ってしがみついていられるか、筋力を計測します。

suisonia 蒸気を吸入しているマウスは平均2・2ニュートンまで頑張りました。

一方、吸入していないマウスの平均は1・4ニュートンですから、吸入したマウスは普通のマウスの1・6倍もの筋力を発揮したことになります。

図表 22

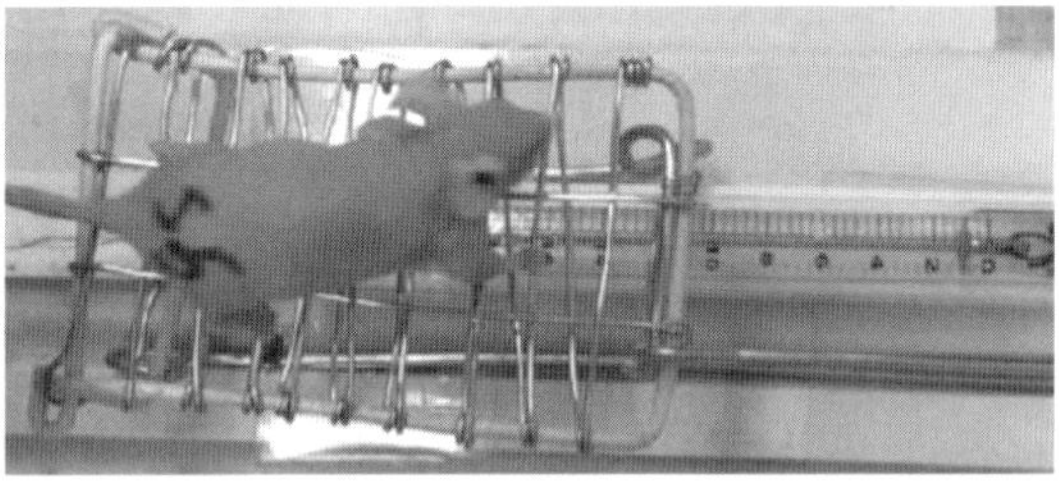

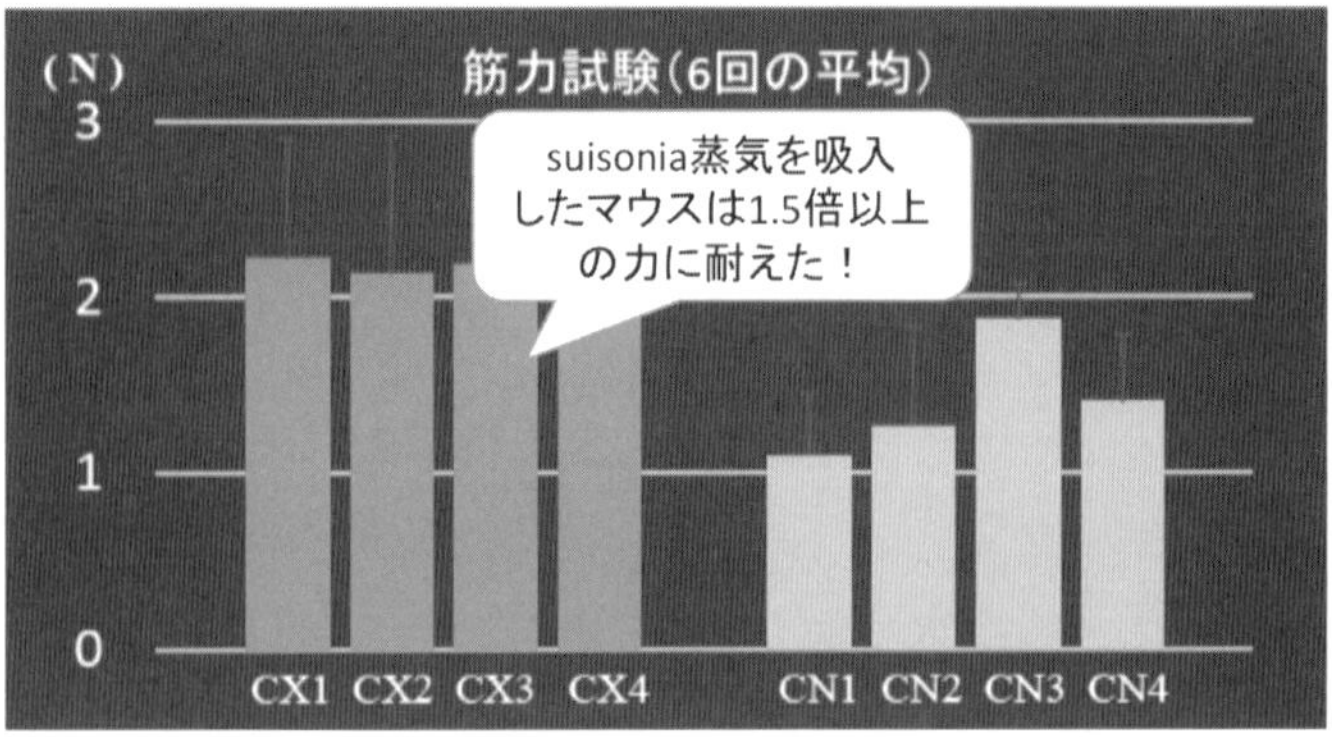

CX群：平均2.2N　CN群：平均1.4N

※前原准教授作成資料を基に作成

【実験③：ハンギングワイヤーテスト】

図表23のように、マウスを針金につかまらせると、本能的に「落ちまい」として頑張ります。そんなマウスがどのくらいの時間落ちずに頑張れるかを計るのがこの実験です。

suisonia 蒸気を吸入しているマウスと普通のマウスではかなり大きな差が現れました。

吸入しているマウスには１５０秒以上も落ちずにしがみつきつづけた個体がいたのに、普通のマウスは25秒以下で４匹とも落下したのです。

不安定な針金にぶら下がり続けるためには、持久力とバランス感覚が必要です。suisonia 蒸気はそれらの能力を大幅に高めたと考えることができます。

図表 23

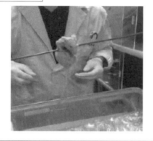

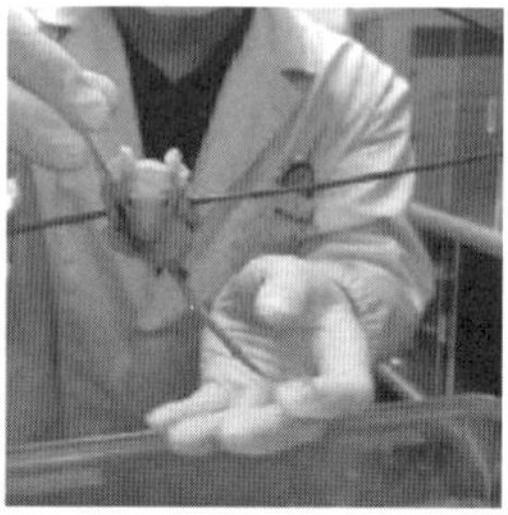

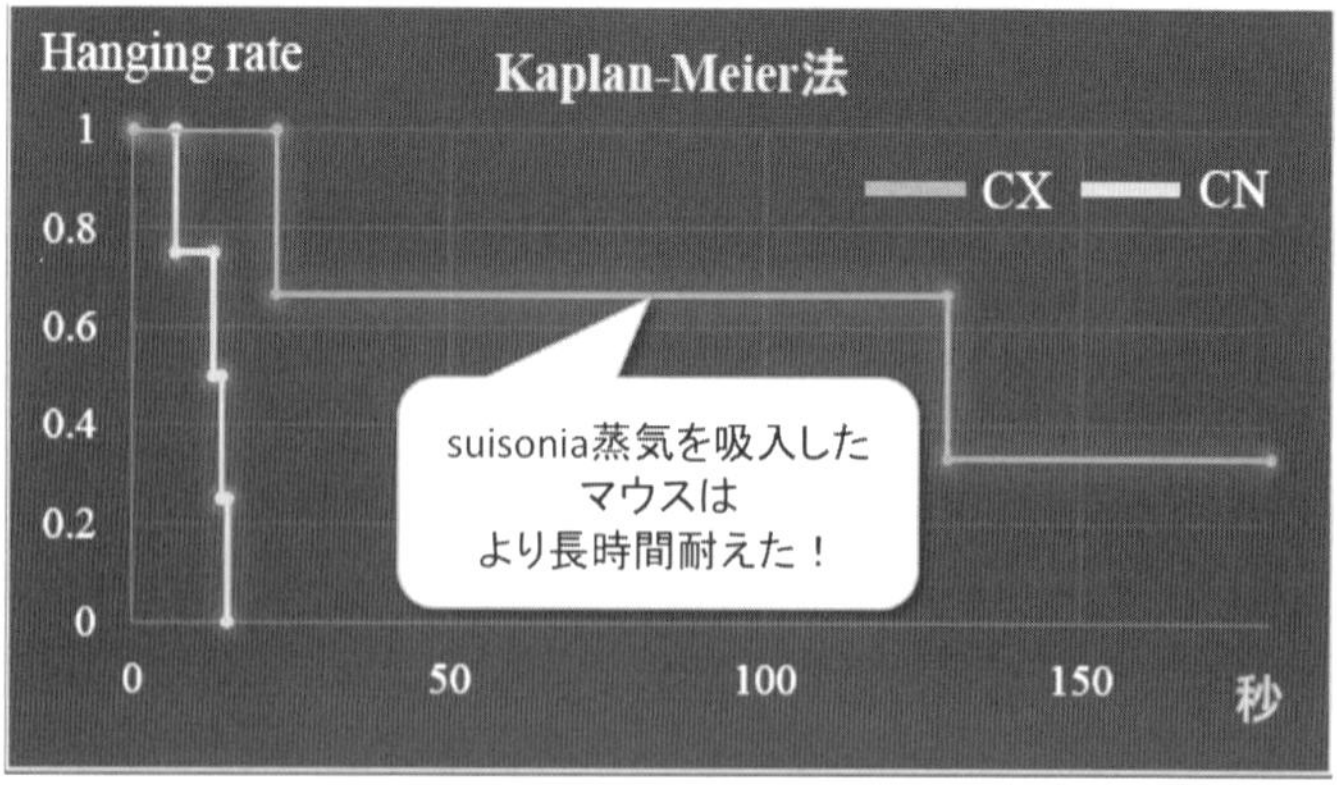

CX群：150秒以上　CN群：25秒以下

※前原准教授作成資料を基に作成

【実験④：傍脊柱筋の大きさ測定】

傍脊柱筋《ぼうせきちゅうきん》はマウスの背中にある大きな筋肉です。実験ではその太さを測りました。

suisonia 蒸気を吸入したマウスの平均値が０・５９平方センチメートルなのに対し、普通のマウスは０・４９平方センチメートルと小さめです。

人間と同じで、マウスも鍛えれば筋肉が大きくなります。ホイール回しなど、普段の運動量が suisonia 蒸気を吸入したマウスの方がかなり多かったので、こんな明かな差が現れたのだと思われます。

もう一つ、前項で紹介したとおり、suisonia 蒸気には炎症を抑えるはたらきがあるため、運動後の疲労や筋肉痛の回復が早くなると考えられます。

その分、さらに運動量を増やせるので、筋肉量がどんどん増えるのです。

図表 24

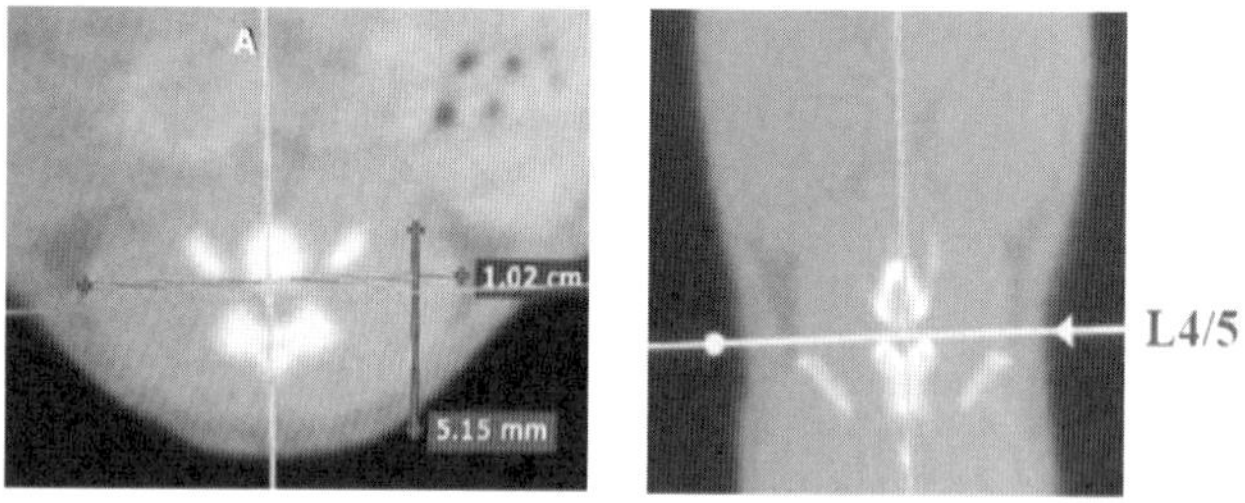

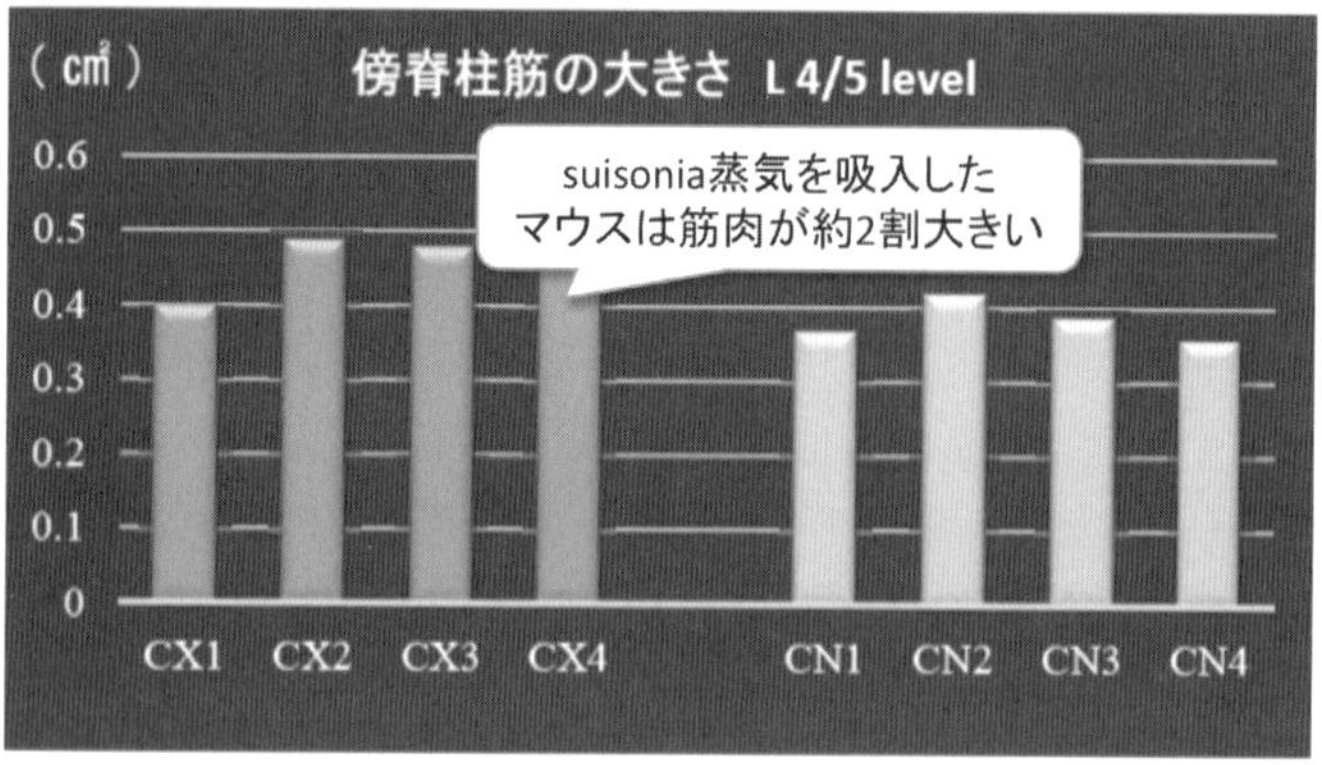

CX群：平均0.59㎠　CN群：平均0.49 ㎠

※前原准教授作成資料を基に作成

【実験⑤：体重測定】

この実験ではマウスを12週間飼育し続けました。suisonia蒸気を吸った4匹も、吸っていない4匹もその間成長するのにともなって体重が増え続けましたが、他の実験と違い、この実験では吸入した群とそうでない群に違いはほとんどありません。

実験④ではsuisonia蒸気を吸ったマウスの方が筋肉が大きくなっているので、体重が変わらないということからは、その分、脂肪が少ない健康的でマッチョな身体になっていることがわかります。

これら5つの実験で示されたのは、運動に関わるさまざまな能力の成長です。

筋力、持久力、バランス感覚、回復力それに筋肉量など、運動能力を構成するいろいろな能力や要素がsuisonia蒸気を吸うことで、高くなる様子がこれらの実験から読み取れます。

図表25

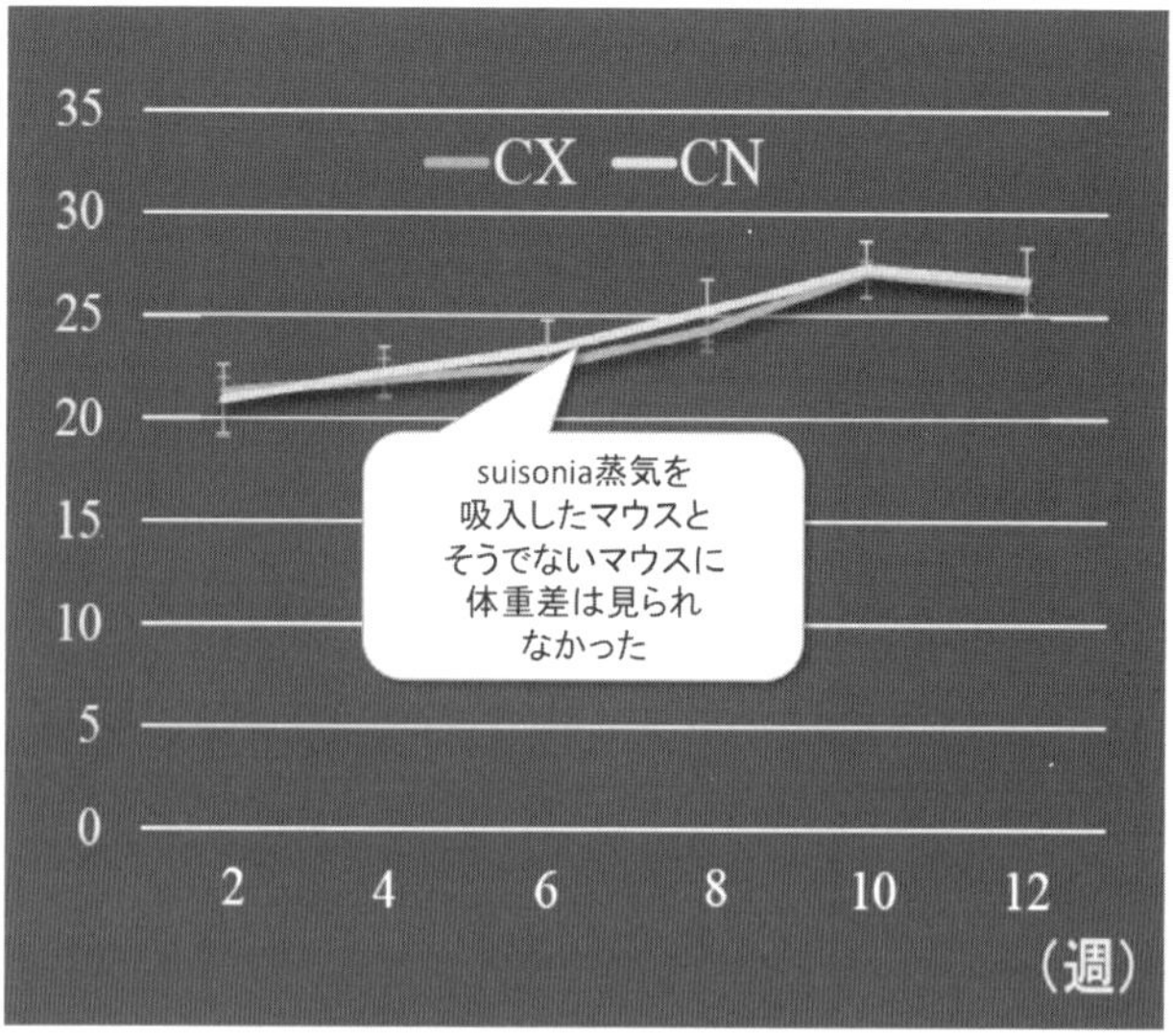

※前原准教授作成資料を基に作成

ちなみに、これらの実験の結果は第30回日本運動器科学会にて最優秀賞を受賞しています。客観的に他の医学者の目から見ても、十分に魅力の高い実験だと認められたのです。

筋力、持久力アップで人の運動能力も向上

前原准教授が行ったのはマウスを対象とする実験ですが、マウスはいいところを見せようと頑張ったり、無理をしたりしません。suisonia 蒸気を吸うと運動能力がアップすることは事実だと言えます。

まだ、研究段階ですが人についても筋力アップや持久力アップ、身体をコントロールする脳機能の向上など、運動能力改善効果が期待できます。

筋力は筋肉の太さに比例するので、筋力をアップするためには筋肉量を増やす必要があります。

suisonia 蒸気を吸入すると、エネルギーを効率よく使えるように

筋トレは若者だけのトレーニングではない。正しいトレーニングをすれば、年齢に関係なく、筋肉量を増やすことができる。

なるので、よりたくさん運動できるのに加え、疲労から早く回復できます。

また、炎症を抑えるはたらきがあるため、負荷の大きな運動をしても筋肉が痛みにくくなります。

マウスの背中の筋肉（傍脊柱筋）が太くなったことでもわかるように、suisonia 蒸気には筋力をアップする効果があるのです。


エネルギーを効率よく使えることは、持久力のアップにもつながります。

「すぐに疲れてしまうので、駅まで歩けない」

「車を運転する時間が少し長いと集中力が途切れて危険を感じる」

そんな問題の改善が十分期待できます。


針金にぶら下がるマウスの実験でも示されたとおり、バランス感覚など、身体をコントロールする脳の機能についてもレベルアップすると考えられます。

また、前原准教授は自身で suisonia 蒸気を吸入して、運動をしてみるという実験を行っています。

綱引きに使うような太いロープを両手に一本ずつ持って、波打つように動かし続ける、「バトルロープ」と呼ばれるトレーニングをやってみたところ、吸入前と吸入後では明らかな違いが見られました。

吸入後の方が、ロープの波打ち方が一定で、左右のぶれなども小さくなったのです。

suisonia 蒸気を吸入することで、よりリズミカルに一定した力でロープを動かせるようになったためです。

これはまさに、脳のはたらきがレベルアップしたことを示しています。

私たちは回りの状況を脳によって判断しています。その上で、適切に動けるのも脳がちゃんとはたらくからです。

普段はあまり意識しませんが、そういった脳の機能は運動能力の基本です。

マウスやバトルロープの実験でもわかる通り、suisonia 蒸気を吸入すれば、すぐに脳のはたらきが向上します。

suisonia 蒸気は運動能力の向上に非常に大きな効果を発揮するのです。

People of suisonia

【臨床の視点から suisonia の可能性を探る】

――前原博樹 琉球大学病院准教授

前原先生は骨軟部腫瘍と高気圧酸素治療を専門とする医師です。

骨軟部腫瘍とは骨や身体の軟らかい部分（筋肉、脂肪、神経、血管など）にできる腫瘍で、悪性と良性があります。悪性のものはがんと呼ばれ、命に関わるケースも少なくありません。

前原准教授はそんな骨軟部腫瘍の治療で高い成績をあげており、沖縄はもちろん全国でも広く名前を知られている医師です。

「最初は少し疑っていました」suisonia の研究を始めたきっかけについて尋ねると、前原先生はそう言って笑います。

「でも、マウスに吸わせてみたところ、すぐに明らかな効果が出たので、これはスゴイと感じて、これまで研究を重ねてきたんです」

suisoniaに関心を抱いたのはもともと高気圧酸素治療を研究していたためだと言います。

高気圧酸素治療は私たちが普段過ごしている環境の2倍程度まで気圧を高くしたカプセルの中で、100%に近い酸素を吸う治療法です。

潜水病の治療に使われていたものですが、ケガや病気の治りが早くなるので、最近では手術をした後などによく使われています。

「酸素が効くのなら、水素はどうなのだろう、という関心があったので、研究してみることにしました」前原先生はそう語ります。

suisoniaについて取材を進める中で、私は何度となく前原先生と話す機会がありました。その中で先生の特徴として感じたことの一つに、柔軟性と行動の早さがあります。

「子供のころは父の思いもありパイロットになりたかったんです」医師になった理由を尋ねると、前原先生はそう答えました。

「ただ、目が悪くなってしまったのと、祖父が腰椎椎間板ヘルニアの治療で苦労していたのを見て、医師になりたいと思ったんです」

前原先生が子供のころ、沖縄にはまだ難しい治療をこなせる医師がほとんどいませんでした。腰椎椎間板ヘルニアの手術を受けるため、わざわざ千葉の病院に行った祖父を見て、沖縄の医療をレベルアップしたい、と前原少年は思ったのです。

「整形外科を選んだのはやはり祖父の影響がありましたが、結局、脊椎の専門家にはなりませんでした」

理由を尋ねると、骨肉腫の治療に大きなやり甲斐を感じたからだ、と言います。

「まだ研修医だったころ、幼い子供を3人抱えるお母さんを担当したことがありました。ある日、開いたまま置いてあった日記が目に入ったのですが、そこには『子供たちを残して死ねない』『なんとか、治したい』という思いが綴られていました。

今でもその方の名前を覚えています。

結局、そのお母さんは亡くなってしまいました。その後も、同じように苦しむ患者さんと接する中で、治療しないと命に関わる患者さんをどうにか治してあげたい、と思うようになり、骨軟部腫瘍の専門家になったんです」

研修を終えた前原先生はさまざまな治療法を学ぶため、各地を渡り歩きます。

指導が厳しいことで有名な沖縄の医師、当時、骨軟部腫瘍学会を主催する力を持ち、国内でも最高峰の専門家が集まる帝京大学医学部附属市原病院（現・帝京大学ちば総合医療センター）、千葉県がんセンター、悪性骨腫瘍の液体窒素処理で有名な金沢大学などで、それぞれ異なる治療法を学んだ後、琉球大学に戻ったのです。

「たとえば、悪性腫瘍が発生した骨の処理一つでも、大学によって違います。私はいろいろなやり方を学んだので、患者さんごとに適しているやり方を使い分けることができます。そのため、骨軟部腫瘍の治癒率がとても高いと評価されています」

前原先生はそんな自身の治療法について「チャンプルー文化のたまもの」と語ります。

「チャンプルー」とはいろいろなものを混ぜ合わせることを意味する沖縄の言葉です。海洋交通の要だった沖縄では古くからいろいろな文化が集まり、融合することで独自の文化を形作ってきました。

さまざまな文化のいいとこ取りをすることによって、よりよい文化が生まれてきたのです。

医療においても同じ、というのが前原先生の考えです。

suisonia についても同じことが言えるかもしれません。

「医学の専門家ではない橋本会長の想いから生まれたことが素晴らしいと思います」

前原先生はそう語ります。「それを免疫学の権威である池脇教授が研究し、私やキショール先生のような臨床医が加わることで、さまざまな効果や使い道が少しずつ明らかになってきました」

研究を重ねる中で、前原先生は水素の持つ不思議なはたらきに気づいたと言います。

これまで医療の世界で使われてきた薬のほとんどには、身体を一方向に向けて変える作用があります。たとえば、高血圧の薬なら、血圧を下げるだけです。そのため、飲み過ぎると下がりすぎてしまうこともあります。

ところが、suisonia 蒸気には身体を適切な状態に近づけるはたらきがあるのです。血圧で言えば、高すぎず低すぎない、ちょうどいいゾーンに入るよう、調節してくれます。

「これまでの薬や医療機器にはない、不思議な効果です。いろいろな治療法と組み合わせることができる、と考えています。

たとえば、私が手がけている高気圧酸素治療と組み合わせれば、傷を素早く直しながら、活性酸素を抑えられる可能性があります」

前原准教授は現在も、suisonia の新たな可能性を探して、さまざまな研究を続けています。

第6章

透析患者の薬が
不要に！
海外ではすでに
医療現場で効果を
発揮

日本に先駆けて海外では先進的な病院で導入

「苦しんでいる患者を助けたい」という医師の思いは万国共通ですが、治療方法の選び方は国によってかなり違います。

日本の医療現場は安全重視。治療効果よりも安全性が大切だ、と考える傾向が強いので、新しい治療法や薬の導入にはたいへん慎重です。

諸外国に比べて、新薬の認可が遅いのはそのためです。副作用などの危険性がないか、何年もかけて実験を行ってようやく認可が下りるので、効果があることがわかっていても、なかなか使えない、という問題があります。

もちろん、その分、トラブルは抑えられますが、「新薬の登場を待っていた患者さんが亡くなってしまった」というケースも少なくありません。

海外には日本に比べると、安全性よりも治療効果を重視する国がたくさんあります。

治療効果がどんなに高くても、安全性が１２０％証明されないと新しい治療法や薬を認めないのが日本だとしたら、海外には治療効果が高いなら安全性が80％くらい証明されたら、とりあえず使ってみて効果とリスクを観察する、という国も多いのです。

suisonia は２０１９年に医療機器として登録されました。

橋本さんはそれでも納得せず、さらに高いレベルで安全性と効果を証明するため、池脇教授に引き続き suisonia の研究を依頼しています。

そんな suisonia の導入に国内の医療機関はまだまだ慎重です。

もちろん、効果を認めて導入する病院も増えていますが、海外に比べるとかなり足取りが遅いように感じられます。

セーシェル共和国やインド、中国などでは国際的にもレベルが高い先進的な大病院で、導入が進められています。さまざまな病気を持つ大勢の患者に対して、使用されているので、病気に対する治療効果がどんどん明らかになりつつあります。

セーシェル共和国の富裕層向け病院で
透析患者に大きな効果

その一つにリナセンス病院における透析患者への使用がありま す。この病院は質の高い腎臓病治療を特徴とする医療施設で、セーシェル共和国にあります。

セーシェル共和国は「インド洋の楽園」とも呼ばれるリゾート地で、欧米の富裕層がバカンスに訪れることで有名です。

図表 26

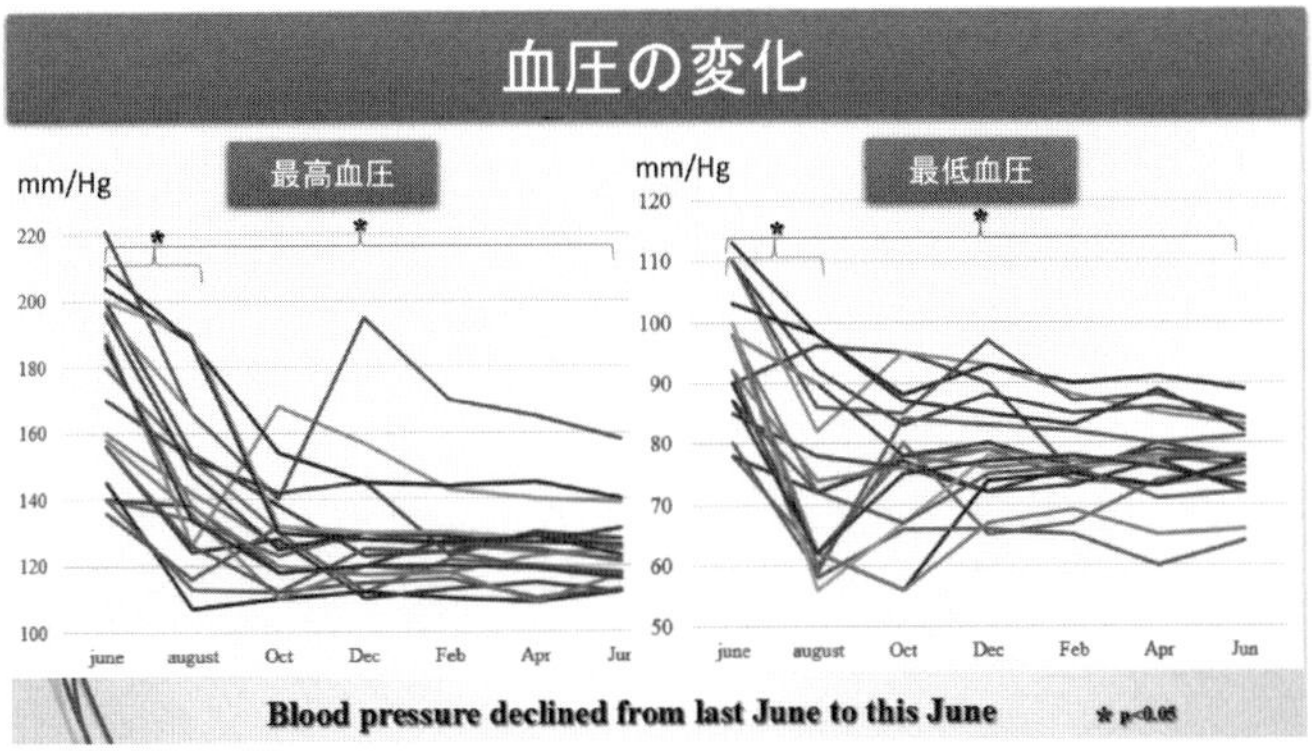

※Dr.キショール、前原准教授が作成した資料を基に作成

そんなセーシェル共和国にあるリナセンス病院で患者にsuisoniaを使用したキショール医師は当初、見慣れない機器を患者に使うことにやや不安を感じたそうです。

そのため、自分で使用してみて、副作用等がないことを確認した上で、患者に使用したと言います。

suisoniaを使用した患者は透析を必要とするステージ5の腎臓障害を抱える人

セーシェル共和国はインド洋にある島国で、大小115の島からなる。美しい海で知られ、インド洋の真珠とも呼ばれる。

たちばかり23人でした。腎臓病の状態はステージ1〜5で表されます。ステージ5は中でももっとも悪い状態で、定期的な人工透析が欠かせません。

血圧や血糖値が上がりやすく、しばしば貧血を起こすので、ほとんどの患者は降圧剤や血糖値をコントロールするための薬などが必要です。

リナセンス病院ではそんな重い腎臓病の患者にそれぞれ、週に3回、透析治療中の3時間（9時間／週）、suisonia 蒸気を吸入させました。

その結果を示したのが図表26と図表27です。

図表26は血圧の変化を示したもので、高血圧だった人の多くが半年の内に血圧が正常な数値へと近づいていったことがわかります。

図表27の上段は同じく半年の間に赤血球の量がどう変化したかを示すグラフです。貧血状態だった人の赤血球が増えている様子がう

かがえます。

下段は約1年間の糖尿病の程度を表す指標HbA1cの変化を表したグラフです。吸入を始めて3か月でHbA1cは6mmol/l以下を

図表27

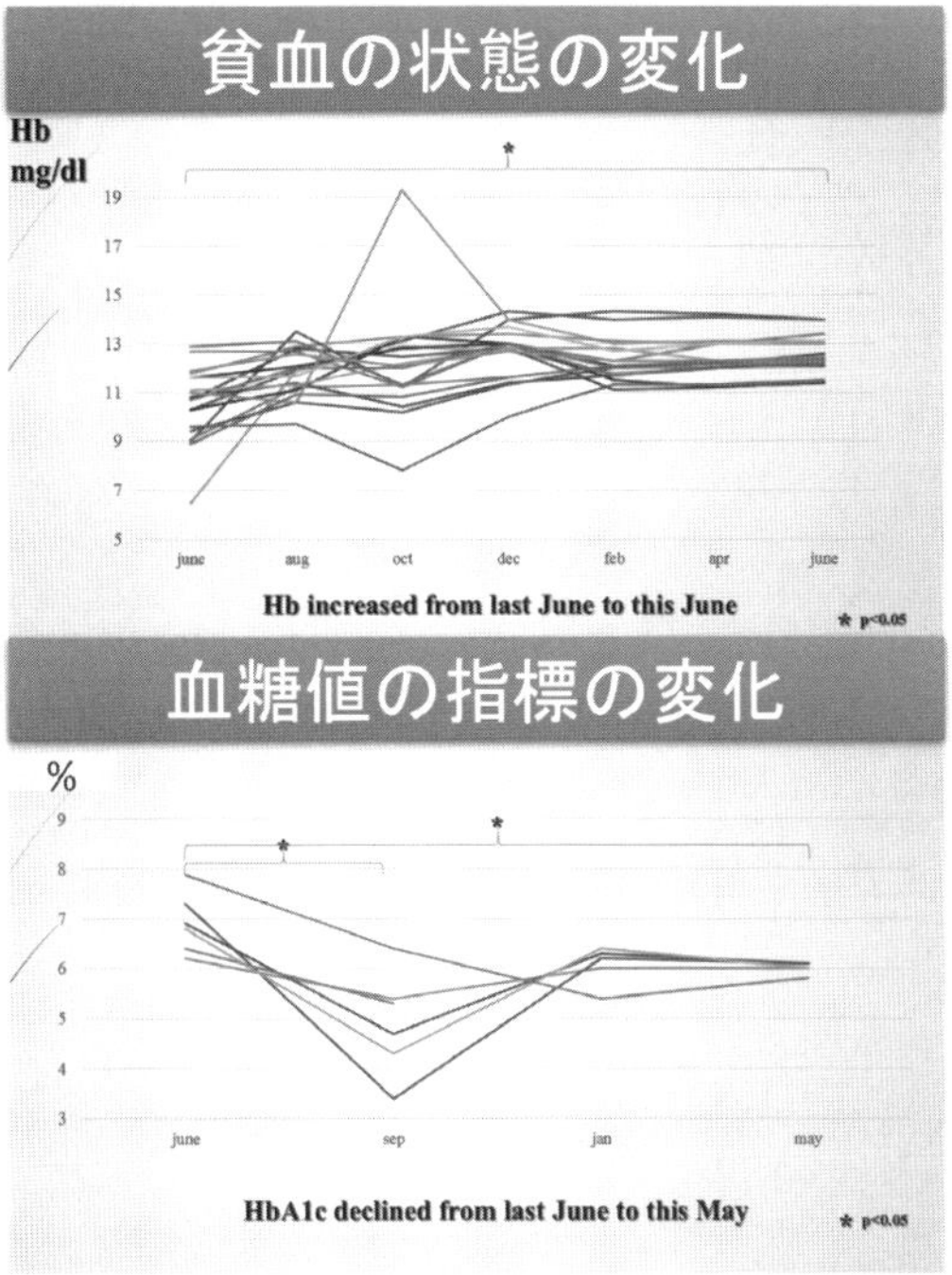

※Dr.キショール、前原准教授が作成した資料を基に作成

透析患者の多くは血液中の水分量をうまく調節できないため、高血圧症を併発する。

示しています。

数値が改善されたので、治療を担当するキショール医師は治療のガイドライン（CKDガイドライン）に準じて、投薬を中止します。すると、一時的に数値が上昇傾向に変わりますが、最終的には薬なしで適正な値に落ち着きます。

suisonia 蒸気を吸入することで、血糖値が正常化していったのです。


それぞれの効果は大きく、たとえばsuisoniaを使い始めた当初は23人中19人が血圧を下げる薬（降圧剤）を服用していましたが、そのうち14人が薬が要らない状態になったので、飲むのをやめました。1年間で薬をやめられなかった5人も2年目には薬を服用しなくてもよくなる傾向が見られました。

貧血の薬を服用していた人も同じく16人いましたが、15人が薬の服用を中止しています。中止できなかった１人も吸入前には９・６mg／dlだったHbの値が11・５mg／dlに上昇しているので、２年目には中止できるはずです。

血糖値をコントロールする薬（インスリン）を服用していた人は５人いましたが、こちらは全員が薬をやめました。

人の身体を「中庸」へとコントロールする効果が出現

これらのグラフを見て興味深いことが一つあります。

高血圧や貧血、高血糖などの問題を抱えている人にsuisonia蒸気を吸ってもらうと、指標の数字が時間をかけて一定のゾーンに収束していくのです。

大きな山や谷があっても、最終的には調節されて、適切な数値に

透析患者の多くは腎臓から分泌され、赤血球を作るのに関係するエリスロポエチンというホルモンが不足することから、貧血になりやすい。

落ち着いているように見えます。

ちなみに、大きな山や谷があるのは薬をやめた影響です。断薬すると直後は揺り戻しがくるので、数値が一気に跳ね上がったり落ち込んだりします。

suisonia 蒸気を吸い続けていると、その後はちょうどいい数値——中庸へと落ち着いていくのです。


これこそ、薬と suisonia 蒸気とのいちばんの違いだと私は考えています。

薬は通常、降圧剤なら血圧を引き下げるだけで、ちょうどいいところで止めるはたらきはありません。

ところが suisonia 蒸気にはちょうどいいところ——健康ゾーンにとどめようとする作用があるのです。

これは人の身体がもともと持っている力をサポートするためだと

考えられます。suisonia 蒸気には人が本来持っている「健康になろうとする力」を強化するはたらきがあるので、ちょうどいい「中庸」へと心身の状態が導かれるのです。

患者たちの反応にもそれぞれ興味深いものがあったと言います。キショール医師が患者に話を聞いてみたところ、suisonia 蒸気を吸入すると「元気が出る」という人もいれば、「食欲が出てくる」「よく寝られる」「疲れにくくなった」などと言う人もいました。

改善すべき問題は人によって異なるので、吸入することで感じる効果に違いがあるものと考えられます。

中国では主に呼吸器系の病気に対する効果を研究

国や地域によって、関心を集める病気や症状は異なります。大気汚染が深刻な中国では呼吸器系の病気に対するsuisonia蒸気の効果が調べられています。

北京医科大学病院では2019年4月から慢性の肺塞栓患者や健康な人を対象にsuisonia蒸気を吸ってもらう研究が始まりました。


中国は今、日本をはるかに上回るスピードで発展しています。たとえば、香港のすぐお隣にある深センは世界的な電気街として有名で、日本ではまだ見かけない最先端の電気製品などがたくさん売られています。

とにかく、新しいことにチャレンジする意識がとても高い国なので、suisoniaについても政府の許可を受けて国内に持ち込み、病気を持つ人にすぐに使ってもらう、ということができました。

まだ、研究は途中の段階ですが、医学者として世界的にも有名な徐医師と李医師によって、2つの効果が報告されています。

①慢性肺塞栓の患者10人に使ってもらった結果（徐医師）

suisonia蒸気を1回（45分間）吸入した患者の血液を調べる実験を行った結果、肺の炎症の程度を示す物質（MCP―1）が少なくなることが確認されました。

「suisonia蒸気には炎症をしずめて、呼吸器を健康な状態に近づけるはたらきがある、と考えられる」と徐医師は語っています。

②健康な人に使ってもらった結果（李医師）

健康な人にsuisonia蒸気を吸入してもらい、尿を調べるという実験を行いました。

その結果、尿の中に含まれる大気汚染物質（SPMA）の量が増える、という結果が確認されました。呼吸することで体内に入ってしまうSPMAがsuisonia蒸気のはたらきで、どんどん身体の外

中国で大きな問題となっているのが慢性閉塞性肺疾患（COPD）。有病率は8.6％におよぶ（2012年～2015年に調査）。
https://www.carenet.com/news/journal/carenet/45885

に排出されているのです。

ＳＰＭＡは血液で全身に運ばれ、身体のあちこちで活性酸素を発生させることがわかっています。その活性酸素によって炎症が起き、少しずつ不健康な状態になっていくのが大気汚染の怖いところです。

suisonia 蒸気には活性酸素を抑えるはたらきもあるので、ＳＰＭＡの害を減らせると考えられます。

インドでは集中治療室（ＩＣＵ）でsuisoniaを使用

より、重症の患者に使用しているのがインドです。今や中国以上のペースで発展しているインドには世界でもトップクラスと言われる先進的な病院がいくつかあります。
suisonia を集中治療室（ＩＣＵ）に導入したメダンタ病院はその

一つで、ベッド数１２５０、手術室45という規模を誇る最先端の医療施設です。

suisonia に関心を持ったのはこの病院の院長であるトレハン医師でした。トレハン医師はこれまでに心臓移植８００件以上を手がける心臓外科の権威で、50年におよぶ心臓血管外科の経験を持っています。

ＩＣＵは命の危険がある重症の患者が治療を受ける病室です。呼吸や心臓の動きなどを24時間管理して、患者の命を守ります。世界に先駆けて、そんなＩＣＵに新しい機器を導入するのは勇気の要ることです。

日本の病院ではなかなかできないそんなチャレンジを、心臓外科の権威が決意したのは suisonia の効果を確信できたからだと考えられます。

医療機器としての評価は海外から逆輸入

「先進的な治療方法をどんどん試して、今まで救えなかった患者を助けたい」

「何重ものチェックで安全性が絶対だと確認された治療以外、自分の患者には使いたくない」

医師の中にはそんな葛藤があります。

どっちも正しいのですが、日本では社会全体が後者を重視するため、先進的な取り組みがなかなかできません。

ですから、日本の素晴らしい技術力によって開発された製品を海外でどんどん試してもらう、というのがちょうどいい役割分担なのかもしれません。

suisonia についても、ある病気に効くかどうかを国内で試すためにはメーカーであるアースエンジニアリングが1件ごとに何億円もの費用を負担することになります。

さすがにそれは難しいので、「試してみたい」という国で使ってもらうのがいちばん合理的だと私も思います。

他にも、ドバイやインドネシアやマレーシアなど、「病院での治療に使ってみたい」と手をあげてくれる海外の医師が次々に現れています。

まだ、始まったばかりの取り組みですが、数年後には「○○に効果的な作用がある」「××という病気にはこんな使い方が効果的だった」などの結果が、きちんとした論文として、海外から届くはず。

同社が海外の医師を呼んで開催した研究発表会などに参加した経験から、私はそう確信しています。

コラム③

【suisoniaが示す抗糖化の可能性】

活性酸素と並んで近年、老化や病気の大きな原因と考えられているものに糖化による細胞の変性があります。

食事としてとった余分な糖分が体内のたんぱく質などと結びつくのが「糖化」です。

食品化学の分野では「メイラード反応」と呼ばれており、ホットケーキを焼くときつね色になるのはこの反応が起きるからです。

糖化されたたんぱく質は茶色く変色し、硬くもろくなります。そのため、体内で糖化が進むと、細胞のはたらきにも悪い影響が現れます。

たんぱく質の一つであるお肌のコラーゲンが糖化すれば、シワやシミにつながりますし、血管が糖化されると動脈硬化が起きます。

糖化は少しずつ身体のあちこちを蝕む怖い現象です。

糖化がさらに進むと「糖化最終生成物(AGE)」と呼ばれる物質が産生され、体内に蓄積されていきます。このAGEはいっ

図表28

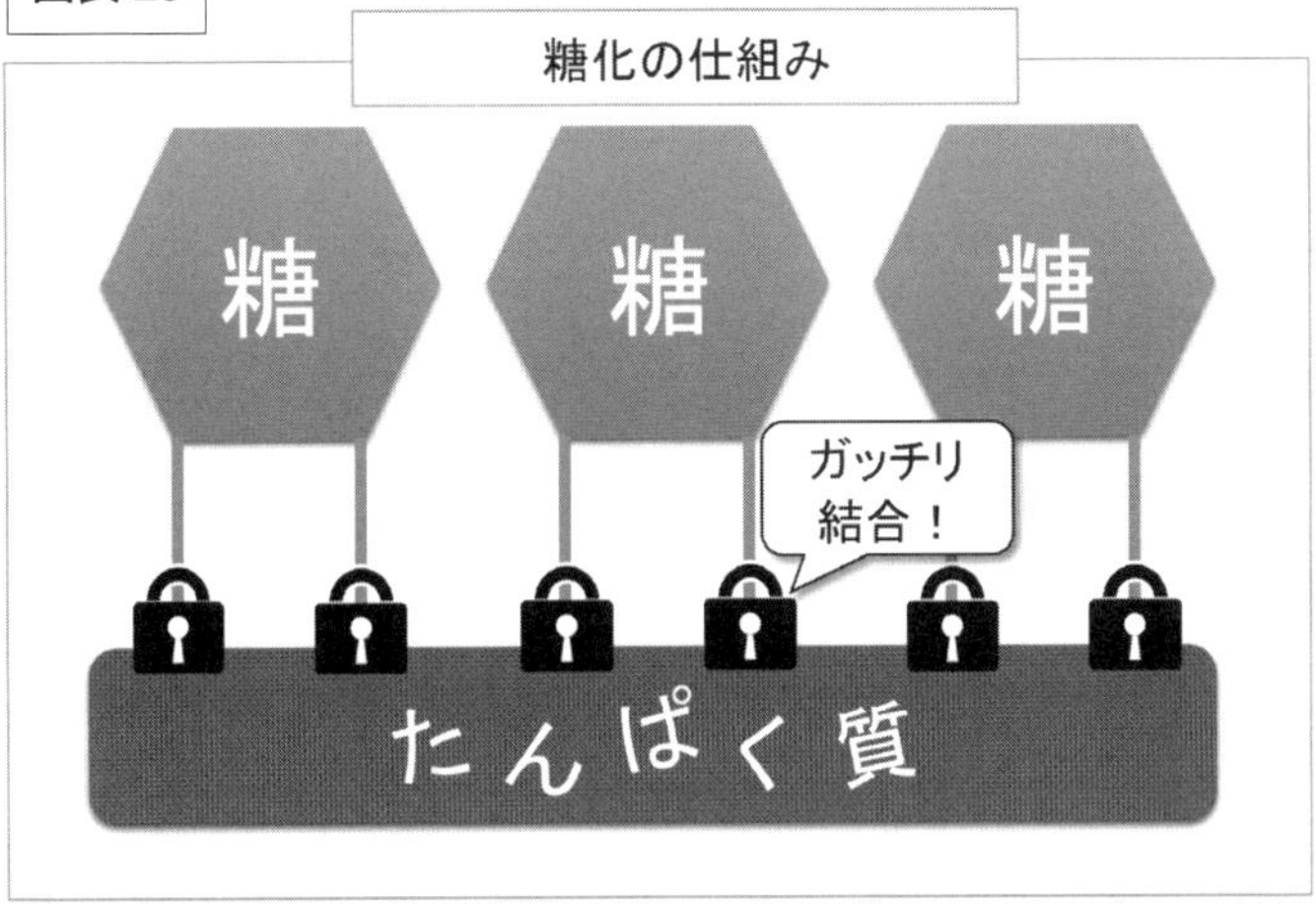

たんできてしまうともとには戻りません。

人の体内には有害物質を分解できる酵素がたくさんあります。ところが、たんぱく質と糖は化学的にとても強く結びついてしまうので、これを分解することはできないのです。

そのため、ＡＧＥが蓄積されることで、さまざまな問題が生じます。

糖尿病の患者が腎臓病やがん、白内障、アルツハイマー病などさまざまな病気を発症するのはＡＧＥが原因です。

たとえば、ＡＧＥによってコラーゲンが劣化すると、腎臓の血管や糸球体を支える結合組織（メサンギウム）などが硬くもろくなってしまい、血液を濾過したりホルモンを分泌したりする機能が低下します。

ＡＧＥにはＤＮＡを傷つけて、細胞が増殖する際のシグナル伝達に「誤作動」を起こすことがあります。細胞内のシグナル伝達の「誤作動」がある細胞が増殖すると、がんになるリスクが高くなります。

白内障が進行するのもＡＧＥが原因と考えられています。眼球の中でレンズのはたらきをする水晶体が変質して濁ってしまうのが白内障です。水晶体はクリスタリンというたんぱく質でできており、ＡＧＥが蓄積すると濁りが進みます。

ＡＧＥはアルツハイマー病とも関係が深いと言われています。アミロイドβと呼ばれるたんぱく質が脳の神経細胞に沈着することで、脳の神経細胞が死滅するのがアルツハイマー病です。ＡＧＥにはアミロイドβの沈着を促進する作用があるため、アルツハイマー病患者の脳には健康な高齢者の3倍以上という大量のＡＧＥが蓄積されている、とも報告されています。

このように、活性酸素による酸化と並んで、糖によるたんぱく質の糖化は健康を害する非常に大きな要素なのです。

suisonia蒸気にはそんなAGEの生成を防ぐはたらきがある、と考えられます。

糖化したたんぱく質は活性酸素と反応することで、AGEになります。逆に言えば、活性酸素を抑えられれば、AGEができるのを防げる可能性があります。

suisonia蒸気を吸入することで、活性酸素を除去して、体内のAGEを減らすことができます。

この章で紹介した腎臓病患者に対するsuisonia蒸気吸入後のHbA1c値の正常化作用はまさに、suisonia蒸気によって活性酸素が除去された結果と考えることができます。

第7章

臨床の現場で聞いた患者たちの声

末期がんからの生還　長崎の治療院で見た奇跡

「奇跡」というのはこの本を書くにあたって、できるだけ使いたくない言葉でした。

国内外の医学者がsuisonia蒸気のはたらきについて、しっかりとした研究を行い、地道に「証拠」を積み上げている中、治療の成果をそんな言葉でひとくくりにしてしまうのはとても失礼に思えたからです。

ところが、長崎の片田舎にあるその「治療院」を訪れて患者さんたちの話を聞いた時、私の頭に浮かんだのは「奇跡」という言葉でした。

その治療院は長崎県雲仙市にあります。

仕事の都合で日帰りの取材だったため、早朝に家を出た私は慌ただしく新幹線と在来線を乗り継ぎました。

最後は諫早駅前でレンタカーを借りてようやくたどり着いたのですが、片道5時間という長旅でした。

ところが、事前に聞いていた住所の近辺にやってきたはずなのに、治療院らしき建物は見当たりません。

案内をお願いした方に再度電話をして、ようやく見つけたのは看板も何もない、古い民家でした。

玄関をあがってすぐのところに板の間があり、その奥に広いお座敷。畳敷きのお座敷には大きな仏壇が据えられていました。

板の間にはソファとテーブルが置いてあり、お年寄りが3人、坐ってお茶を飲んでいます。

私が取材に行くというので、治療の都合を合わせて待っていてくれた患者さんたちでした。

「ようこそいらっしゃいました」

私を迎えてくれたI先生は医療関係者ではなく、もともとは中学校の教師だったという少し変わった経歴の持ち主です。

ひょんなことから治療院を始めることになり、今では70～80人の人が通院していると言います。

「早くやめたいのに、患者さんが次々に来るからやめられないんです」Iさんはそう言って笑いました。「人を連れてくるのはやめてくれ、ってみんなに言ってるのに」


患者さんたちから話を聞く中で、私がまず驚いたのはみなさん「がんは治る」とごく当たり前のように考えていることでした。

治療方法の進歩で治るケースが増えているとはいえ、がんは死にいたることが多い病気です。特に、一定以上進行してしまった場合には医師から「末期」と診断され、「余命」を告げられます。
治療院にいた患者さんの中にも、地元の病院で医師から「末期」と診断された方が何人もいました。

「余命1か月」から生還したAさん

・年齢：55歳
・性別：男性
・職業：新聞配達員

【経緯】

２０１６年に受診した病院で肺がんが見つかる。検査の結果、脳にも転移があることがわかる。肺がんだけなら余命１年程度だが、脳の腫瘍はさらに状態が悪いと診断され、医師からは余命1か月と宣告された。

すでに手の施しようがない、ということで、治療は一切行わなかった。

治療のためでなく、終末期に緩和ケアを受けられる病院を探しておくよう、医師から指示を受ける。

そんな中、もともと知り合いだったI先生のもとを訪れたところ、代替医療の1つとしてsuisonia蒸気の吸入を勧められる。

定期的にsuisonia蒸気を使用したところ、症状が緩和されていった。

2019年7月に気胸で入院する。その際に受けたレントゲン検査で、がんが消えていることが判明。血液を採って腫瘍の有無や大きさを示すマーカー検査でも、「腫瘍はない」という結果が出た。

【suisonia 蒸気について】

Aさんは suisonia 蒸気を吸入し始めてすぐに効果を実感したそうです。

「いつもは新聞を全部配るのに2時間10分かかるのですが、初めて suisonia 蒸気を吸入した翌日は1時間50分で回れました」

20分も短縮できた理由を訊ねると、いつもはバイクに乗って配達していた路地を徒歩で回れたからだと言います。

「使い始めたころは身体から、とにかくいろんなものがたくさん出ました。汗、尿、便などが普段よりかなり大量に出るようになり、ときには鼻血も出ました。

体調がよくなるにつれて、汗や尿の量が減っていったので、やはり、身体に悪いものが出ていっていたのだろう、と感じています」

２０１９年7月に入院した際には、がんが消えていることに医師が非常に驚いたそうです。

「気胸もすぐに治りました」

医師からは7~10日間の入院が必要と言われたAさんですが、実際にはたった2日で退院したと言います。

「医者もビックリしていました」

非常に顔色がよく元気に見える、と私が告げたところ、Aさん自身も非常に快調だと言います。

「ぐっすり眠れていますし、食欲も旺盛です。入院中も通常は150グラムと決められている病院食のご飯を300グラム食べていました」

「余命8か月」の播種がほとんど消えたBさん

・年齢：43歳
・性別：男性
・職業：工務店勤務

【経緯】

3年前に大腸がんを発症。手術を受けるが、リンパ節への転移があり、予後が心配された。取り切れなかったがん細胞を死滅させるため、術後には全12回の抗がん剤治療が予定されていた。ところが、副作用が厳しかったので、6回で抗がん剤治療は断念すると本人が決断。

2年後、肝臓がんが見つかる。大量の播種（種をまくように散らばったがん）があったため、手術で肝臓の6割を摘出した。

その後、残された4割の肝臓にも播種が25個見つかった。手術はもうできないので、残された治療手段は抗がん剤治療だけだったが、患者本人が拒否。病院では「余命8か月」と宣告される。

パートナーの勧めでsuisonia蒸気を吸入する。

使用開始から2か月後のCT検査で播種は2～3個にまで減少していた。血液検査の数値はすべて正常値に戻っている。


【suisonia蒸気について】


現在ではオプジーボのように末期がんであっても完治させられる薬が登場しています。

また、副作用も以前に比べてずいぶん小さくなったと言われますが、抗がん剤治療は依然として、患者にとって苦痛が大きく、得るものは少ない治療だと言われます。

実際に私が取材したことがある医師の中にも、「自分がもしがんになったら使わない」という人が少なくありませんでした。

その点、suisonia 蒸気には「副作用がない」という大きな利点があります。Ｂさんが suisonia 蒸気を選んだのもそのため、と言えます。

Ｉ先生の治療院で suisonia 蒸気を吸入するようＢさんに勧めたのは、彼のパートナーでした。

「初めてＩ先生の治療院を訪れた時、なぜか『ここなら治してもらえる！』と思えたんです」Ｂさんにｌ先生の治療院を勧めた理由について、彼女はそう語りました。

オカルト的な話に聞こえるかもしれませんが、実際に取材した私にはその感覚が理解できます。

ＡさんやＢさん本人のように、Ｉ先生の治療院には末期がんから生還した「先輩」が何人もいます。そのため、治療を受けに来る患者さんたちはみんな、「がんは治るものだ」と信じることができるのです。

実際に播種がほとんど消えたBさんはパートナーの方と結婚式をあげました。

「周りからは思いで作りだと思われているようです」

笑いながら、パートナーの方はそう教えてくれました。

「末期がん」の宣告を受けて治療中のCさん

・年齢：60代
・性別：女性
・職業：主婦

【経緯】

肺に播種が見つかり、病院では末期の肺がんと診断された。「余命3か月」という宣告を受けたが、取材に応じていただいた時点で3か月を経過していた。

胸水があるため呼吸は多少苦しいが、酸素ボンベは使用していない。

8年前に乳がんを発症。手術で腫瘍を摘出し、抗がん剤治療を行ったが、その時のがんが残っていたのではないか、と考えられる。

【suisonia 蒸気について】

ご本人から聞かなければ、余命を過ぎた末期がんの患者だとはわかりませんでした。

顔色はよく、食欲もあると言います。呼吸器系の病気を抱えている影響でしょう。声は少しかすれて高いのですが、表情はとても明るく、治療院の仲間とも楽しそうにお話しされていました。

どこまでをsuisonia蒸気の効果と見なせるかわかりませんが、緩和治療を必要としていないことなど、終末期のがん患者としてはかなり良い健康状態を維持していることは確かです。

「がんと闘う仲間や末期がんから生還した「先輩」の存在が大きな励みになっています」

余命3か月という宣告を受けたら、多くの人は生きることを諦めてしまいます。医師が余命を告げるのも患者に覚悟を促して、悔いのないよう人生を締めくくってもらうためです。

ところが、Cさんは「治る」と信じ、人生はまだこれからだと希望を持っているように感じられました。

考察：suisonia 蒸気とコミュニティの相乗効果について

治療院の取材予定が決まったとき、私は正直、不安を感じました。ライターとして、これまで千人を超える人たちから話を聞いてきました。中には複雑な背景を背負っている人もいましたが、死を宣告された人たちへの取材、というのは経験がありません。

さまざまな思いを抱えているだろう人たちの気持ちをかき乱すことなく、ちゃんと話を聞けるだろうか？

そのためにはどんな風に接すればいいのか……治療院に到着するまで、私はいつになく悩みました。

ところが、そんな心配は杞憂でした。治療院で私を待っていてくれた患者さんたちはみなさん非常に明るく、前向きだったのです。

お茶を入れていただき、一緒に茶菓子を食べながらの取材はどこか懐かしさを感じるものでした。子供のころ、田舎の祖父母宅を訪れた時のような、ほっこりと心温まる雰囲気がI先生の治療院にはあったのです。

がんを含む病気と闘う上では心の状態が非常に重要です。

たとえば、笑うだけでも免疫力が調節されたり、血糖値が下がったりすることが報告されています。

また、痛みについても、心理状態によって感じ方が変わることがわかっています。ネガティブな気持ちでいる時の方が痛みを強く感じるのです。

強い痛みはストレスをもたらします。

ストレスは免疫力の低下につながり、さらに病気と闘う力が落ちていく――病気を抱える人たちはそんな悪循環に陥りがちです。

それを改善すれば末期がんが治る、というほど病気の治療は簡単じゃありません。でも、ストレスによって免疫機能がさらに低下していくことを防げるだけでも、大きな意味があるはずです。

心の状態を改善するカギになるのは人とのつながりです。Ｉ先生は「治るという意識の共有が大切だ」と言います。

末期がんなどの重い病気を抱える人が「自分の病気は治る」と信じるのは簡単ではありません。一人でいると、ネガティブなことばかり考えてしまうのが自然でしょう。

けれども、同じような病気を抱えている仲間とひんぱんに出会い、みんなで「治るよ」と言い合えば、いつしか治るはずだと信じられるようになります。

「〇〇さんがよくなるよう、お祈りをしておいたから」

患者さん同士で、そんなメールをやり取りすることもあるそうです。

そんな言葉が届くだけで、心が楽になり意識が変わる、とI先生は言います。

「治療の妨げになるのは不信と依存です」

たしかに、「治る」と信じ、「自分で治すのだ」と思えたら、心を良い状態に保ちやすいでしょう。

患者同士のコミュニティはそのためにたいへん役立っているのではないか、と取材を通して私は感じました。


実はsuisonia蒸気にはそんな患者の心を整えるはたらきもあります。

水素には脳を活性化するはたらきがあるためです。特に複雑な思考や感情を司る「前頭前野」と呼ばれる部分に強く作用するので、意欲的になったり、明るく社交的になったり、といったポジティブな効果が現れることが知られています。

本書の第5章で紹介したセイシェル共和国の医師、ドクター・キショールも「suisonia 蒸気を吸入した患者は明るく積極的になった」と報告しています。

患者同士がもともと仲のいいコミュニティで使用すれば、集団の関係がさらによくなることが期待できます。

末期がんから生還した患者が何人もいるのは、そういう相乗効果のせいではないか、と私は考えています。

「痛みの感情側面と痛覚認知」
https://www.jstage.jst.go.jp/article/jjspc/15/1/15_07-0003/_pdf

終章

suisonia 蒸気の吸入は令和時代の健康習慣に

「歯磨き」をするように毎日 suisonia 蒸気を吸入

たいていの人が毎日歯を磨きます。朝晩、あるいは昼食後も歯ブラシを使って歯の汚れを落とすことを一つの習慣にしているのです。

歯を磨くのは虫歯や歯周病を予防するためですが、ほとんどの人がもはやそんなことを意識していないのではないでしょうか？

子供のころ、親に教わって始めたことだけど、磨いた方が気持ちがいいから、と続けている人が大半だと思います。

歯や歯茎の健康は全身の健康につながります。虫歯や歯周病がある人は口内で炎症を起こすことが多く、雑菌が繁殖しやすいので、肺炎や心臓病などさまざまな病気になりやすいのです。

毎日の習慣になっている歯磨きにより、多くの人は全身の健康も維持できているのです。

suisonia蒸気の吸入も近い将来には歯磨きと同じく、健康習慣の一つになるのではないか、と私は考えています。

人の身体は毎日、さまざまなダメージを受けます。精神的なストレス、健康に悪い生活習慣、紫外線、有害物質などなど、普通に生活しているだけで、人は健康を損なうたくさんの「害」を受けてしまうのです。

一つ一つは小さな「害」でも、積み重なると大きな病気につながります。それを避けるためにはその日受けた「害」をリセットすることが大切です。

そこで役立つのが還元力の強い水素を含む suisonia 蒸気です。

この本で紹介した通り、suisonia 蒸気には人が本来持っている「健康になろうとする力」をサポートするはたらきがあります。

ですから、毎日吸入すれば、その日受けたダメージを癒やして、不健康へと少し傾いた身体をもとの状態に戻すことができるのです。

ダメージが小さければ小さいほど、回復は簡単です。

歯磨きのように毎日、suisonia 蒸気を吸入することにより、長く健康な状態を保てるはずです。多くの人が健康を意識するのは大きな病気になってからですが、「できるだけ若く健康なうちから習慣にするのがいい」と suisonia 蒸気を研究している琉球大学の前原准教授は言います。

健康を保つ力が強いうちから吸入を続ければ、高齢になってもその力を維持しやすいからです。

いつまでも若々しく元気に過ごしたい、と望む人にとって、suisonia 蒸気の吸入は取り入れる価値が大きい生活習慣なのです。

保険に加入すると suisonia 蒸気を吸入できる？

大きな健康効果が期待できる suisonia 蒸気の吸入ですが、唯一問題があるとしたら、費用でしょう。suisonia 蒸気発生装置の購入にはある程度大きなコストがかかるので、負担できる人でなければ利用しにくいのが現状です。

そんな suisonia 蒸気発生装置について、海外では「保険会社が一括購入して加入者に無料で利用させる」という取り組みが始まっています。

生命保険や医療保険を提供している保険会社にとって、加入者の健康は大切です。保険に加入した人ができるだけ元気で長生きしてくれれば、その分、保険会社の利益は大きくなるからです。

そこで、資金力がある保険会社がsuisonia蒸気発生装置を大量に買い込んで、自社の保険に加入している人に無料で提供しているのです。

保険会社が儲けを出す理屈は同じなので、日本でもいずれ同様に、保険会社によるsuisonia蒸気発生装置の提供が始まるかもしれません。

水素が持つ健康効果を理解している人はまだまだ、多いとは言えません。保険会社が取り扱うことで、その効果がもっと広く知られるようになれば、健康に歳を重ねる人が世界中でどんどん増えていくはずです。

《参考資料提供》

池脇信直教授（九州保健福祉大学　生命医科学部学部長）

前原博樹准教授（国立大学法人　琉球大学病院）

ＭＬＳ研究所　https://mlslabo.com

《参考文献》

山門實（2014年）「生活習慣病は活性酸素病」
荻野祐一・根本英・斉藤繁・後藤文夫・乾幸二・柿木隆介（2008年）
「痛みの感情側面と痛覚認知」――『日本ペインクリニック学会誌 Vol・15』
西田元彦・大西憲和（2001年）「笑いとNK細胞活性の変化について」
吉川敏一・吉田憲正・近藤元治（1993年）「炎症と活性酸素、フリーラジカル」
佐藤淳也（2017年）「全身化学療法後30日以内の死亡率」
Hiroshi Hirai1・Masao Ichikawa・Naoki Kondo・Katsunori Kondo（2018年）
「The Risk of Functional Limitations After Driving Cessation Among Older Japanese Adults: The JAGES Cohort Study」

<著者プロフィール>

谷垣 吉彦（たにがき よしひこ）

医療ライター

医療や介護などなどに関する書籍制作を手がけるフリーライター。医師や医療スタッフへの取材に加え、精神科の閉鎖病棟や終末期のがん患者を治療する治療院など、通常は取材が難しい現場での取材経験も多い。水素の健康効果については、国内外で水素が注目を集めはじめた当初から関心を持ち、情報収集を重ねてきた。

100歳まで健康に生きるための水素

2020年 4月 15日　　初版第 1刷発行

著　者　谷垣 吉彦
監　修　池脇 信直
　　　　前原 博樹
発行者　池田 雅行
発行所　株式会社 ごま書房新社
〒101-0031
東京都千代田区東神田 1-5-5
マルキビル 7F
TEL 03-3865-8641（代）
FAX 03-3865-8643
カバーデザイン　（株）オセロ 大谷 治之
DTP　ビーイング 田中 敏子
制作協力　（株）百年書籍
印刷・製本　精文堂印刷株式会社

ISBN978-4-341-08759-3 C0047